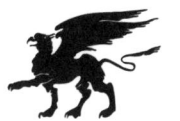

INES GEIPEL
SEELENRISS

DEPRESSION UND LEISTUNGSDRUCK

Klett-Cotta

Klett-Cotta

www.klett-cotta.de

© 2010 by J. G. Cotta'sche Buchhandlung

Nachfolger GmbH, gegr. 1659, Stuttgart

Alle Rechte vorbehalten

Printed in Germany

Schutzumschlag: Rothfos & Gabler, Hamburg

Unter Verwendung eines Fotos von © Bernhard Lammel

Gesetzt von r&p digitale medien, Echterdingen

Auf säure- und holzfreiem Werkdruckpapier gedruckt und gebunden

von Bercker Graphische Betriebe GmbH & Co KG, Kevelaer

ISBN 978-3-608-94659-8

INHALT

Sie ist schon überall, egal, ob in Softwareunternehmen oder in der Medienbranche, bei Versicherungsmaklern, Konzern-Managern, Audi-Arbeitern, Eliteathleten, Studenten oder Schulrektoren: Die bislang versteckte Krankheit Depression grassiert immer sichtbarer und erzwingt den millionenfachen Ausstieg. Nichts geht mehr. Schlaflosigkeit, Schattenwelten, Apathie, Schmerzen, Ängste, Panik und das Gefühl der Ohnmacht, es nicht mehr bis zum nächsten Moment schaffen zu können, werden zum versteinerten Alltag. Etwa ein Fünftel der Deutschen leidet an Depression, sagen aktuelle Umfragen. Doch warum kapituliert das flexible Selbst gegenwärtig mit einer Dramatik, dass die Weltgesundheitsorganisation das globale Phänomen für 2020 zur Krankheit Nummer zwei erklärt hat? Was setzt dem modernen Ich derart zu, dass es die Reißleine ziehen muss? Kann man das um sich greifende Seelenfiasko auch als Kollaps des kollektiven Unbewussten verstehen? Und wenn ja, warum?

»Seelenriss« beginnt am 10. November 2009. Es war der Tag, als sich Robert Enke, 32 Jahre alt und deutscher Nationaltorwart, auf den Gleisen bei Eilvese in Niedersachsen das Leben nahm. Trauer und Entsetzen überzogen das Land. Nur Stunden später meldeten die Medien, dass der Tod des Spielerstars durch schwere Depressionen verursacht worden war. Eine privat gelebte Krankheit wurde zum öffentlich diskutierten Zeitzeichen. Das Buch sucht genau diese Nahtstelle, indem es Einzelschicksale mit Geschichte und gesellschaftlicher Gegenwart verknüpft. Depression erzählt sich damit nicht nur als Metapher oder generischer Begriff, nicht nur als Forschungsmaterial oder Fall für die klinische Psychiatrie. Die Genese dieser Krankheit eröffnet den Blick auf eine dunkle Grammatik des Selbst, wie sie gleichzeitig an ihrem ganz eigenen Gesellschaftspanorama schreibt.

Da geht es um den Sport als stilprägendes Leistungsparadigma, um das nervöse Nervenflattern vor 100 Jahren, um Züchtigungsprogramme, deutsche Traumata und Generationentransfers, um den alten Zeppelin und junge Bologna-Studenten, um das Memorandum »Das optimierte Gehirn« und Neuro-Enhancements, um Hirnschrittmacher und die aktuelle Langzeitdepressionsstudie des Frankfurter Sigmund-Freud-Instituts, um die neuen Algorithmen und Megamaschinen, aber auch um die Seelen der Häftlinge im Strafvollzug Butzbach.

Deutschlands Depressionsbarometer, so belegt es das Buch, schlägt im Verhältnis zu anderen Industrieländern deshalb doppelt so stark aus, da uns nicht nur globale Entwurzelungsprozesse schwer im Griff haben. Trotz unentwegt anderslautender Bekundungen ist die Deutschland-Psyche neben all der gegenwärtigen Sinnerosion noch immer mit einer unerlösten Kollektivschuld befasst, und das bis in die Generationen hinein, die Krieg und Teilung nicht mehr aus eigener Erfahrung kennen. Das heißt, es bleibt beim Notfall Seele?

Ines Geipel, Berlin im Juli 2010

I DEUTSCHLAND-PSYCHE JUST IN TIME

1. MEHR SIEGE, MEHR TORE, MEHR NETTO!
ROBERT ENKE

Aller Trost ist trübe.
Rainer Maria Rilke

10. NOVEMBER 2009. Ein Schattentag. Grau vernebelt, langsamer als sonst, mit einer heiter vertrödelten Katerstimmung. In Berlin wurden die Reste vom vorabendlichen »Fest der Freiheit«, dem 20. Mauerfall-Jubiläum, von den patschnassen Straßen gefegt. Die Leute hockten in den Cafés um das Brandenburger Tor oder in den U-Bahnen. Viele hatten die Köpfe in den Zeitungen, noch einmal ganz mit den Bildern beschäftigt, die vor Stunden erst um die Welt gegangen waren: die eintausend umgekippten, bunt bemalten Styropor-Platten über anderthalb Kilometer als Maueradaption, die politische Symbolik unter den großen Regenschirmen, die acht tanzenden Friedensengel auf den Dächern von Berlin, jede Menge Bier und Rotkäppchen-Sekt, ein Meer jubelnder, verfrorener Gesichter, da und dort eine Träne, am Ende das große Feuerwerk. Die glücklichste Feier der späten Nation Deutschland. Die dann doch wiederum zu früh gekommen sei, lautete das Festtags-Resümee einiger Blätter. Es hätte an Ideen gehapert, vor allem aber an der Form.

Der spätmorgendliche Berlin-Sound wie auch immer freundlich gedimmt, auch am Berliner Hauptbahnhof, wo sich die Massen weich, ja fast milde gestimmt ins Foyer schoben und man das Gefühl haben konnte, es solle gar nicht erst aufhören mit dem Feiern. Die Welt, die noch gestern – egal, ob in Los Angeles, Sofia, London, Moskau, Paris – Mauern aus Eis, Schokolade, Pappmaché oder Beton einreißen ließ, schien an diesem Punkt der Stadt mit einem Mal unnahbar fern. Lediglich das riesige Stoffplakat zur Revolution in Polen, das in der Bahnhofshalle auch am Tag eins nach dem großen deutschen Jubel weiterhin verloren vor sich hin schaukelte, schien ein Hinweis darauf zu sein, dass hier noch ganz andere Fäden zusammenliefen.

Der ICE Richtung Hannover war rappelvoll, und schon beim Verlassen der Stadt verlor sich das strahlende Grau jenes besonderen Morgens. Als müsse die Landschaft draußen durch einen riesigen Ausnüchterungskorridor, tauchte sie in etwas, das man vielleicht mit kaltem Entzug bezeichnen würde. Schon hinter Spandau verdickte sich der lichte Nebel zur zähen Masse. Sie schleierte, dunstete, mäanderte nur so vor sich hin. Irgendwann war es einfach nur dichter Regen, der hart gegen das Abteilfenster schlug.

Umstieg in Hannover auf den Regionalexpress gen Bremen/Oldenburg. Die Orte Leine, Seelze, Poggenhagen. Rübenland, Weideland, erweitertes Eulenspiegelland. Die Landschaft wurde flacher und flacher, der Zug ratterte gleichförmig, der Nebel stand und erinnerte an gestockte Milch. Es dämmerte, und im Grunde war es egal, ob es auf 15, 16 oder 17 Uhr zuging. Man sah ohnedies faktisch nichts mehr. Höchstens, wenn der Druck der entgegenkommenden Züge knallend gegen die Scheibe schlug, blitzten kurz ein paar Lichter auf. Es war, als sollte das Abteil in dem Moment aus den Angeln gehoben werden. »Die Strecke von Hannover nach Bremen wird als Mischverkehrsstrecke sowohl von Reise- als auch Güterzügen stark frequentiert«, heißt es bei Wikipedia.

Der Express glitt, die Leute schwatzten, lasen, telefonierten. Es ging nach Hause. In diese neblige Feierabendstimmung hinein kam es an diesem Tag, um diese Zeit, an diesem Ort – bei Eilvese, keine vierzig Kilometer von der Landeshauptstadt Hannover entfernt – zur Katastrophe. Robert Enke, 32 Jahre alt, Torwart der deutschen Nationalmannschaft und des Fußball-Bundesligisten Hannover 96, stand auf dem anderen Gleisbett. Er wusste, dass der Regionalexpress 4427 jede Minute kommen musste. Um 18.17 Uhr war er da und überrollte ihn.

Aufschrei, Starre und Anteilnahme überzogen das Land. Der Suizid eines Unverwundbaren, der darauf konditioniert war, im Spiel der Spiele als letzte Bastion alle Gefahr abzuwehren, dessen Passion und Beruf es war, auf den Punkt genau richtig zu stehen, um für die Mannschaft, den Verein, die Fans, das Land die Kohlen aus dem Feuer zu holen? Der Tod von einem, der auf dem Zenit seiner Karriere stand und sieben Monate später für Deutschland die Weltmeisterschaft seines Lebens spielen sollte? Robert Enke, ein Leistungsidol und Star, der Mythos einer Generation – er war tot?

Auf dem Vorplatz des Stadions von Hannover 96 hingen am nächsten Morgen 16 grünschwarze Fahnen auf halbmast. Hunderte Menschen kamen, für die gemeinsame Kerze, die Blume, das Gebet, den Beistand. Zeitungen, Fernsehen, Medien kannten kein anderes Thema. Nur Stunden später, um 13 Uhr, begann der Pressechef des Clubs, Andreas Kuhnt, die anberaumte Medienkonferenz vor knapp 300 Journalisten mit den Worten: »Es ist ein trauriger Tag für viele, viele Menschen in Europa, ganz besonders hier bei uns in der Region Hannover ... Wir haben mit Robert Enke einen Menschen verloren, der uns nah war oder vielleicht auch nur so schien ... Er war ein besonderer Mensch, und er ist nicht mehr in unserer Mitte.« Dann bat der Pressechef die Anwesenden darum, von Fragen abzusehen. Es ginge um Tabus. Einige seien immer noch nicht so weit, dass man sie offen ansprechen könne. In erster Linie handele es sich dabei um das Thema Depression.

Was sich im Folgenden im Konferenzsaal der AWD-Arena ereignete, fand am nächsten Tag sogar Eingang auf die ersten Seiten großer internationaler Blätter. Teresa Enke, 33-jährig, schwarz gekleidet, die dunklen Haare mit einer Spange zurückgesteckt, die Hände als Schutz eng um den schmalen Körper gelegt, schob sich vorsichtig durch den Medienpulk und betrat das Podium. Mit ihr kam auch Valentin Z. Markser aus Köln, seit 2003 betreuender Psychotherapeut von Robert Enke. Stockend, leise, mit suchender Stimme zerrte die Frau vor den Kameras nach und nach eine Realität in den Raum, die allen den Atem nahm. »Wenn er akut depressiv war«, sagte sie über Robert Enke, »dann war es schon eine schwere Zeit. Das ist klar, weil ihm auch der Antrieb gefehlt hat und die Hoffnung auf baldige Besserung. Die Schwere bestand auch darin, das Ganze nicht in die Öffentlichkeit zu tragen. Das war sein Wunsch, weil er Angst hatte, seinen Sport zu verlieren.«

Robert Enkes Versuche, mit der Krankheit zu leben, seine Hoffnungen, die Rückschläge, das immer tückischer werdende Versteckspiel. Doch je länger Teresa Enke über das gemeinsame, oft viel zu schwere Leben sprach, umso mehr schoben sich andere Bilder dazwischen. Bilder, die ganz offensichtlich einen anderen Film erzählen wollten.

KINDHEITSHÖHEN. In ihm knallt eingangs ein kleiner, blonder Junge mit einem Ball in der Hand energisch eine Gartentür hinter sich zu, seppelt unverdrossen über einen schmalen Wiesenweg und stürmt über ein leicht abschüssiges Feld zum sogenannten Windknollen. Der Ort heißt

Cospeda, liegt knapp fünf Kilometer von Jena entfernt rechter Hand auf der Höhe Richtung Weimar und war Anfang der Achtzigerjahre – hier setzt der Film ein – Idylle und Legende zugleich. In ihr spielten höchst individuelle Schollenexistenzen, randständige Künstler und Idylliker mit einer gewissen Vorliebe für Historienschinken die Hauptrollen.

Was die konkrete Cospedaer Geschichte angeht, handelt es sich dabei um keinen Geringeren als Napoleon, der sich den Windknollen als Befehlspunkt, als den strategischen Dreh- und Angelpunkt für die Doppelschlacht bei Jena und Auerstedt im Jahre 1806 ausgesucht hatte. Von hier aus, heißt es, eröffnete der pfiffige Manöverheld an einem nebligen Morgen die Kanonade auf Closewitz. Es war der 14. Oktober 1806. In der Nacht zuvor hatte er seine Artillerie über den »Steiger« – den für die Kampfhöhe am nächsten gelegenen Jenaer Berg – aufs Cospedaer Land getrieben, nicht ohne dabei von seinen Mannen rasch noch den gesamten Wald fällen zu lassen. Ein genialer Coup, mit dem die Preußen vernichtend geschlagen wurden.

Napoleons raffinierter Sieg auf fremdem Boden, seine ausgeklügelten Bewegungsschlachten mit stehenden Karrees und festen Linien über einen ganzen Tag hinweg, seine ganze strategische Modernität und Ausgebufftheit, schlussendlich sein gedoppeltes Heer – musste all das nicht zwangsläufig ins Blickfeld des kleinen Jungen mit dem Ball geraten und ihm gehörig Eindruck machen? In jedem Fall dürfte Robert Enke – im August 1977 in Jena geboren und an den Wochenenden zumeist auf dem elterlichen Grundstück in Cospeda – dem notorischen Historien-Rummel des Ortes kaum entkommen sein. Regelmäßig im Oktober fanden bunte Kostümfeste statt, wurde die große Schlacht minutiös nachgestellt, saßen in der Dorfkneipe, dem »Grünen Baum zur Nachtigall«, direkt neben dem Ortsmuseum und keine zwanzig Meter vom Grundstück der Enkes entfernt, richtige Franzosen, die so eisern wie stolz auf den Sieg ihres omnipotenten Kaisers tranken. Für Ostdeutschland keine ganz gewöhnliche Kulisse, die allenthalben zwischen alltäglichem und historischem Ausnahmezustand schlingerte und schon aus diesem Grund geheimdienstlich sorgsam betreut werden musste.

Für das Kind im Film, Jüngster von drei Geschwistern, war Napoleons Kriegsplateau jedoch in erster Linie ein riesiger Bolzplatz. Zwar musste man das Geschehen ein bisschen im Auge behalten, denn das Gebiet oblag seit 1806 weiterhin dem Militär – mal war es Manövergebiet der kaiserlichen Truppen, mal gehörte es der Kavallerie der Wehrmacht, zu DDR-Zeiten wurde es von den Panzern der Sowjets zerfurcht –, doch im Grunde hatte man auf dem Randstück zwischen Feld und Ort seine Ruhe. Die drei Meter Abstand zwischen einem alten Apfelbaum und einem deutlich kleineren Pflaumenbaum im Garten wurden von Vater Dirk Enke und Sohn Robert kurzerhand zum Tor erklärt. Hier fand das erste Spiel statt: Fünf Schüsse vom Sohn, dann kam der notorische Wechsel. Bis der Ballenthusiast acht Jahre alt war, ließ der Vater ihn gewinnen. Ab da verkehrten sich die Verhältnisse. Historienfelder in Mehrfachbelegung, eine Vater-Sohn-Liebe, weites Höhenland, ein unendlicher Himmel, viel Stille – war ein weitläufigerer Übungsplatz als Urobjekt für Robert Enke, waren mehr Weite und Freiheit, überhaupt denkbar?

1983 kam der blonde Steppke in Neulobeda-Ost, einer Anfang der Siebzigerjahre hochgezogenen Plattenbau-Satellitenstadt direkt an der Autobahn, etwa 20 Kilometer von Jena entfernt, zur Schule. Schon ein Jahr später spielte er in der Betriebssportgemeinschaft Jenapharm, als Feldspieler und Torwart. Das alleinige Cospedaer Höhenrefugium wurde nach und nach ins Tal verlegt und erhielt rasch Zuschnitt. Denn mit Robert Enke war in die Sportgemeinschaft ein Ausnahmetalent gekommen, das explosiv, ballsicher, feinnervig und von Beginn an strategisch versiert zur Sache ging. Hier empfahl sich eine absolute Hochbegabung mit denkbar glücklichen Anlagen, die aber auch nicht von ungefähr kamen. Denn sowohl die Mutter Gisela Enke als auch der Vater waren Leichtathleten. Dirk Enke gehörte als 400-Meter-Hürdenläufer zur Leichathletik-Crew des Sportclubs Motor Jena, die keine 500 Meter vom Spielplatz des Jungen entfernt im großen Stadion ihr Domizil hatte. Zur Familiengeschichte gehört, dass sich der Vater 1964 für die Olympischen Spiele in Tokio und damit für die letzte gesamtdeutsche Mannschaft zwar aussichtsreich empfohlen hatte, doch gab es ein Problem: Sein Bruder Bernd war kurz vor dem Mauerbau, noch im Herbst 1960, in den Westen geflohen. Dirk Enke wurde daraufhin aus dem Kader ausdelegiert. Tokio fiel für ihn aus. Der Traum vom Olympiasieg war ausgeträumt. Zwar lief er noch bis 1971 seine Stadionrunden, seit der Olympia-Vorbereitung auch unter unwissentlichem Einsatz des anabolen Steroids Oral Turinabol, doch die Ideologen des Sportclubs hatten seine sportliche Karriere unabwendbar entschieden. Als die Scouts des DDR-Oberligisten Carl Zeiss Jena zwanzig Jahre später auf den Wunderknaben Robert Enke aufmerksam wurden und ihm ohne Umschweife den Wechsel ins Ernst-Abbe-Stadion anboten, spielte beim entschiedenen Ja des Sohnes für eine Fußball-Karriere dieses Stück unerlöster Vatergeschichte mit Sicherheit keine ganz unwesentliche Rolle.

GEKLITTER. Der Film über den begabten Keeper bewegt sich mittlerweile durch das Jahr 1985. Der Junge mit den durchdringenden Augen ist acht Jahre alt. Der Vater fährt

zu der Zeit täglich ins kaum 20 Kilometer entfernte Stadtroda. Dort hat er eine Stelle als Psychotherapeut im Fach-
krankenhaus für Psychiatrie und Neurologie, der zentralen
Psychiatrie des Bezirkes Gera, inne. Diese Einrichtung hieß
zu Zeiten der DDR einfach die Thüringen-»Klapse« und war
ein Ort mit einer denkbar belasteten, weil zu dem Zeitpunkt noch völlig ungeklärten Geschichte. Die »Thüringi-
sche Landesheilanstalt Roda«, seit 1942 »Nervenklinik«, war
während des Nationalsozialismus aktiv am geheimen, aber
doch nicht unbekannten Staatsprogramm zur tödlichen
»Erlösung« von behinderten Kindern und Frauen beteiligt
gewesen. Auf welche Weise versehrtes Leben dem gesunden
Volkskörper abhanden kommen kann und in welcher Dimension der Eid von Medizinern gebrochen wird, davon
hätte die Stadtrodaer Klinik in den Jahren der DDR durch die
Arbeitsbiografien etlicher ihrer Führungskräfte wie Gerhard
Kloos, Johannes Schenk, Margarete Hielscher und Rose-
marie Albrecht durchaus berichten können, ja, ohne Frage,
müssen. Doch staatliche Instanzen, Geheimdienst und ärzt-
liche Lügen-Innung entschieden einvernehmlich – man
könnte auch sagen auf höherer Ebene – anders, und das trotz
polizeilicher Ermittlungen, zahlreicher Todeslisten und eindeutiger Aktenlage. Bis 1989 verstand man sich im Schlag-
schatten des amtlichen DDR-Antifaschismus und so »im
Sinne unserer Gesellschaft« darauf, die Euthanasie-Morde
auf ostdeutschem Gebiet zu leugnen, zu vertuschen, etli-
chen Ausmerz-Ärzten hochdotierte Karrieren und Reputa-
tion zu organisieren und darüber hinaus noch fein gestrickte
Entlastungskartelle in die BRD aufzubauen. Denn auch die
Mediziner, die hoch belastet, dabei unbehelligt in den Westen geflohen waren, sollten der ostdeutschen Klitterversion
von Geschichte oder auch ihrer geheimen Vergangenheits-
politik nicht mehr in die Quere kommen können. »Das ist

wohl ein Stück verdrängt worden«, kommentierte das Deutsche Ärzteblatt, Heft 27, vom 7. Juli 2000 die erst um die Jahrtausendwende aufflackernde, dann aber vehement geführte Debatte um die Auftragsmorde zu Hitlers Zeiten und ihre spärliche Strafverfolgung in Ostdeutschland nach 1945 bemerkenswert schlicht.

Aber wie muss man sich die Situation für einen systemkritischen Psychotherapeuten wie Dirk Enke, Jahrgang 1943, vorstellen, der Mitte der Achtzigerjahre in einer hartnäckig vor sich hin schweigenden Klinik wie Stadtroda versuchte, für seine Kranken tatsächlich da zu sein? Welche Seelen-Politik verfolgte die marxistische DDR-Psychologie, und was hieß das in diesen Jahren für die Arbeit eines Therapeuten? Auf welcher Forschungsbasis wurde praktiziert? Wie war der Kontakt zwischen Therapeut und Patient? Wie viel Gerücht schwebte durch die grauen Flure von Stadtroda? Und was von all dem nahm Dirk Enke letzten Endes am Abend nach Hause mit?

DIKTATUR DER HIRNRINDE. Psychologie in der DDR war von Anfang an eine durch und durch heikle Materie. Bereits mit seiner Staatsgründung – so schreibt es der Historiker Igor J. Polianski in seinem Aufsatz »Die gehemmte Stadt« – hatte das ostdeutsche Regime Sigmund Freuds Psychoanalyse als »antihumanistische, barbarische Ideologie« verboten und das entstandene Vakuum durch die Lehre des russischen Physiologen Iwan Pawlow von der »höheren Nerventätigkeit« zu ersetzen versucht. Von Stalin 1950 zur ultimativen Grundlage der marxistischen Psychologie ernannt, kannte man in der DDR in Sachen Pawlow-Kult schon bald kein Halten mehr. Beim ostdeutschen Gesundheitsministerium wurde 1953 die Staatliche Pawlow-Kommission eingerichtet, die – den Neuen Menschen eisern im Blick – nicht

nur das Lexikon des ostdeutschen Gesundheitswesens um-
stülpen sollte. Die neue Biopolitik stand zugleich auch für
ein Umerziehungsprogramm, das man mit aller Emphase
durchzusetzen wusste. Im Kern zielte das Pawlowsche Konzept – bei aller Komplexität der Vorgänge – linear aufs Hirn,
auf die »führende und organisierende Rolle der Großhirn-
rinde«, besser noch auf die »Diktatur der Hirnrinde«. Macht,
Arbeiterklasse, Hirn als unverbrüchliche Einheit, die inthro-
nisierte neue Psychologie mit strikter Flucht nach vorn, um
im selben Atemzug jeden Versuch einer seriösen Vergangenheitsbewältigung zu pulverisieren.

Denn mit Pawlow lagen die Ostdeutschen nicht auf der
Erinnerungs-Couch, sondern zogen im großen Umfang in
die Schlafkammern des Vergessens. Die zentrale Therapie
des Russen lautete »Heilung durch Schlaf«. Die Pawlow-
Kammer versetzte die ostdeutsche Psyche in einen koma-
artigen Zustand, entließ sie aus Alltagsdruck, Schuld, Leid,
Verantwortung oder unguten Erinnerungen. Den traum-
losen Neuen Menschen aus dem Schlaflabor DDR muss
man sich demnach als einen rundum glücklichen vorstellen. Hatte er seine Amnesie-Wochen hinter sich, erlebte er
sich tatsächlich als neues Wesen: Ausgeschlafen und quick-
lebendig sprang er früh am Morgen aus dem Bett, reckte
keck die Arme und machte sich pflichtbewusst an die harte
Arbeit, was nichts anderes hieß als an den Aufbau des Kom-
munismus.

Auch wenn Totalanästhesien wie diese zwangsläufig an
ihre Grenzen stoßen mussten und Pawlow 1957 weitgehend
aus dem öffentlichen Raum verschwand, hatte das strategisch angelegte Vergessen in der DDR gewichtige Folgen.
Es generierte Denkblockaden, Tabuisierungen und dirigis-
tische Sprachzensur bis über das Ende der DDR hinaus. Die
Geschichte des Pawlow'schen Hemmungs-Modells hatte

darüber hinaus auch Konsequenzen für die ostdeutsche Körperpolitik, bei der sich Leib und Seele unter dem Druck der Verhältnisse nicht selten rosskurartig abhanden kamen. Beispielsweise wurde die ominöse Schlafkammer im Laufe der Zeit durch eine harte Medikalisierung der ostdeutschen Bevölkerung – in Psychiatrien, Heimen, Gefängnissen oder im Sport – ersetzt. Sinnfälligerweise ordnete man noch in den Achtzigerjahren im Elitesport der DDR Schlafkuren mit Faustan, dem stärksten offiziell zugängigen Beruhigungsmittel des Landes, an.

Im Hinblick auf sein Arbeitsleben hatte Dirk Enke offenbar noch Glück. 18 Jahre lang arbeitete er in der Stadtrodaer Klinik in der Abteilung Psychotherapie, die einen gewissen Sonderstatus innehatte. Als sich Mitte der Achtzigerjahre in der psychiatrischen Praxis leichte Umstrukturierungen und teilweise Öffnungen vollzogen, wusste man in dieser Abteilung den Wind zu nutzen. Zusammen mit einigen jungen Kollegen versuchte er, entgegen dem rigiden Kollektivansatz in den Therapien und den weiterhin hoch dosierten Medikamentenvergaben, einen deutlich anderen Umgang mit den Patienten. Die Gruppe besorgte sich aktuelle Literatur aus dem Westen und diskutierte Freud, der Mitte der Achtzigerjahre in einer dreibändigen Ausgabe in der DDR endlich zugänglich gemacht wurde. Eher im Stillen und in vorsichtiger Absprache bemühte man sich um neue Ansätze. Doch wer als Psychologe auf Einzelgespräche mit dem Patienten setzte, machte sich schon allein damit zwangsläufig verdächtig. Veränderte Konzepte? Ja nun, aber bitte nur in winzigen Schritten, nur minimal dosiert. Mit dem ganzen Freud, klang bei all dem durch, könne man in der DDR keinen Staat machen. Eine Quadratur des Kreises. Ein Tappen im Nebel. Eine Zeit zwischen vager Hoffnung und Frustration. Da vibrierte nichts, da war auch kein Aufbruch, sondern vor allem der Kampf mit den Chimären einer diskreditierten Utopie.

Der eigenartige DDR-Sound jener Jahre aus Schein-liberalisierung, Angst, Härte und festgehaltener Zeit prägte vor allem die ostdeutschen Kriegskinder und Mauerkinder. Doch was geschah mit den um 1980 Geborenen, die man keine zwanzig Jahre später »Wendekinder« oder auch »Zonenkinder« nennen würde? Was sah, was fühlte ein Kind, das Mitte der Achtzigerjahre an der Polytechnischen Oberschule »Wilhelm Pieck«, einer Plattenbau-Schule in Neulobeda-Ost, Schüler einer zweiten oder dritten Klasse war? War es irgendwo besonders aufgehoben? Empfand es irgendwelchen Druck? Bekam es etwas von der Psychodramatik jener speziellen DDR-Agonie mit?

KÖRPER UND WERKZEUGE. Dem spielbegeisterten Jungen gehörten die wilden Nachmittage mit dem Vater im Cospedaer Oberfeld immer seltener. Wie alle Kinder hatte er Ferienspiele, Schulgarten, Patenbrigade, Pioniernachmittage und schleppte sein liebstes Plüschtier mit ins Klassenzimmer, für die Freiheit in Nicaragua. Im Fach Heimatkunde stand die Lehrerin vorn an der Tafel mit einem Stapel Postkarten in der Hand und zeigte eine angegilbte, aber äußerlich heile Welt: Schwerin mit dem Disney-Schloss, Magdeburg mit Mähdreschern in der Börde, Dresden mit Zwinger, Erfurt im IGA-Blumenmeer. Nur von Berlin hatte sie nichts. Wie wohl fast jeder Junge spielte Robert Enke nachmittags mit den Freunden Fußball. Er traf sich mit seinen Kumpels meist auf dem großen Wäscheplatz zwischen zweiter und dritter Kaufhalle in Neulobeda-Ost und kickte bis in den Abend hinein. Wenn nicht, trainierte er im Verein, der ohnedies mehr und mehr zum Mittelpunkt seines Lebens wurde.

Die Mannschaft des FC Carl Zeiss Jena – aus heutiger Sicht lag der sportliche Höhepunkt Mitte der Achtzigerjahre hinter ihr – war zu dem Zeitpunkt ein absoluter Publikumsmagnet. Für sie galt der Nimbus, den westlichsten Stil im Osten zu spielen und zugleich einer der großen Angstgegner des Ost-Berliner Schiebermeisters BFC Dynamo, besonderer Augapfel von Fußballnarr und Stasi-Chef Erich Mielke, zu sein. Allein schon für diesen heiklen Kontrapart wurden die Profis aus Thüringen von Hunderttausenden Ost-Fans geliebt. Die Mannschaft aus dem Jenaer »Paradies« war dabei einer der wenigen DDR-Clubs, die das Format hatte, im europäischen Fußball ganz vorn mit dabei zu sein.

Im Europapokal gelang es den Blau-Gelb-Weißen, Star-Mannschaften wie AS Rom, FC Valencia oder Altmeister Benfica Lissabon ab und an fürchterlich alt aussehen zu lassen. So geschehen in der Saison 1980/1981, als der FC Carl Zeiss Jena so ziemlich alles in Grund und Boden spielte, was an West-Teams Rang und Namen hatte. Erst im windigen Düsseldorfer Endspiel schaffte es der Kompaktaufmarsch von Dinamo Tiflis, die Jenaer zu stoppen. Wieder zu Hause, wurden die Verlierer wie Helden begrüßt. Es war die Niederlage durch die Georgier, die die Jenaer Mannschaft zum Kult sondergleichen machte.

Denn das gibt es ja, dass der Ball eine Mannschaft bevorzugt, sie sozusagen auserwählt, vielleicht, um daran zu erinnern, dass es hier um ein Spiel geht, das Charakter, Grandezza, Magie, Wildheit verlangt, dass es mit ihm um etwas vollkommen Unverwechselbares geht. Ein paar Jahre lang schaffte es die Jenaer Crew, diese Höhe zu spielen. Durch ihre Spielweise formte sich der Mythos von einer offensiven Kraft-Mannschaft, die beinah jedes Spiel zur Schlacht machte, eben weil sie artistisch, wendig, elegant und unberechenbar daherkam.

Fußball im Osten war immer ein bisschen wie sich Ausgang nehmen vom Alltag in der Diktatur. An den Jenaer Spieltagen strömten die Massen wie ein träger Fluss unablässig ins Stadion. Der örtliche Nahverkehr wurde durch eine Armada Sonderbusse minutiös auf die wenigen Stunden eingestellt. Stadion und Gelände waren liebevoll auf Vordermann gebracht worden. Die Fahnen am Eingang erzählten etwas vom leichten Rückenwind für die heimische Mannschaft. Ausnahmsweise klappte sogar mal die Versorgung. Es gab Bier und Würstchen, für die Kinder Eis. Die Leute standen an den Buden, witzelten über die Aufstellung des Gegners, fachsimpelten über das Fehlurteil des Schiedsrichters aus dem letzten Spiel oder schlenderten nur vorbei und grüßten knapp. Man kannte sich als in dem Sinne städtische Großfamilie. Der Stadionsprecher schwor die Fans im hohen Ton auf den Kampf ein. Die Sonne hing versonnen über den Kernbergen. Es herrschte jene idyllisch gespannte Atmosphäre wie vor Beginn eines Festes. Das ging so lange, bis es schlagartig still im Stadion wurde. Jetzt ging es um den ewig langen Moment vor dem Anpfiff. Ab da wollte man es einfach nur gut miteinander haben. Das Spiel lief. Stunden als Ritual und Ventil zugleich.

Denn die frühen Samstagabende, wenn sich die Fans nach dem Ende der Oberliga vor den Fernsehern sortierten, waren immer auch ein Stück gefühlte DDR. In dieser Zeit vor dem »Sandmännchen« konnte jeder seine Wut über die lancierten Dauersiege der beiden Polizeisportvereine – BFC Dynamo und Dynamo Dresden – ganz privat in den Fernseher hineinbrüllen oder den Mannschaften aus Magdeburg oder Jena inständig seine Liebe erklären. In jedem Fall schien mal wieder geklärt: Wer hier das Spiel gewann oder verlor, war letzten Endes niemand anderes als die eigene Seele. Auch deshalb ging es völlig in Ordnung, wenn

die Jungs aus dem Jenaer Paradies ab Mitte der Achtzigerjahre mehr und mehr an Boden verloren. Es passte. Das
Land tat es ja auch.

Man könnte das Jenaer Mannschafts-Herz auch als erweitertes Startkapital von Robert Enke ins Feld führen. Ein
Kraftfeld, das ihn wie selbstverständlich in einen – nur
in diesen Jahren so möglichen – Spielcharakter einnordete,
einen Stil aus Spielwut, Widerborstigkeit, robuster Vorteils-
nahme und sympathischem Understatement. Das war zumindest, was man auf dem Spielfeld zu sehen bekam und
wofür die Mannschaft auf Händen getragen wurde.

Wenn die Jugend-Mannschaft ihre Aufwärmrunden im
großen Stadion drehte, tummelten sich da immer auch die
Spieler-Stars. Ihnen konnte man beim Training zusehen,
mit ihnen in der Laufhalle erschöpft auf den Schaummat-
ten herumliegen, sich Tricks und Finten abgucken, von
ihnen siegen und verlieren lernen. Die Stadionrunden: ein
paar Schritte laufen, einen Schwatz mit den Kumpels, ein
Lachen und kurzes Innehalten, diese und jene Dehnübung,
ein verstohlener Blick zu den Großen. Die sogenannten
Trippelschlaufen, die jede Trainingseinheit eröffneten und
beendeten. Wenn der Junge mit dem Ball nun regelmäßig
seine Aufwärmrunden drehte, zeigte sich mit jedem Kreiseln ein anderer Ausschnitt der Stadt: Bilder, die etwas ein-
sammelten, was nie Sprache zu werden brauchte, weil es
das ist, was man das Zuhause nennt.

Da waren die Kalkberge, die rauchenden Schlote im Zentrum, die »Keksrolle«, wie der silberfarbene Universitäts-
turm auch genannt wurde. Die eigenartige Kessellage der
Stadt schob die Dinge dicht zusammen. Man sah immerzu
alles. Eine Welt auf Sicht- und Fühlnähe: Jena und die ur-
alte Universität mit ihren 20000 Studenten. Die Stadt von
Hegel, Schiller, der Frühromantiker, von Ricarda Huch und

dem Bauhaus. Eine Stadt der schlechten Luft und des permanenten Notstands. Leere Gemüseläden, Schlangen beim Fleischer, kaputte Straßen, fehlende Ärzte, ausgefegte Kaufhäuser, mangelnder Wohnraum, rappelvolle Busse im Minutentakt nach Neulobeda-Ost und Neulobeda-West. Eine Stadt, die immerzu aus den Nähten platzte und zugleich nach innen implodierte.

Zwar erhielt Jena Jahr für Jahr die offizielle Plan-Einstufung als Kleinstadt, was nichts anderes hieß, als dass weniger als 100 000 Einwohner in ihr lebten und auch nur genauso viel versorgt werden mussten. Doch an einem normalen Arbeitstag war es eine Großstadt mit gut und gern 150 000 Leuten. Das städtische Tagesgeschäft handelte schon aus diesem Grund vor allem vom Essen und schien denselben Rhythmus angenommen zu haben wie der Präzisionstakt der Maschinen. Denn Jena, das waren vor allem die Carl-Zeiss-Werke mit mehr als 60 000 Mitarbeitern das größte Kombinat der DDR. In unmittelbarer Nähe – und dem Kombinat teilweise angegliedert – gab es dazu noch die Volkseigenen Betriebe Schott und Jenapharm. Die Stadt im Kessel als eigenwilliger Nukleus der Werkzeuge, Gedanken und Forschung und damit Ballungsraum eines speziellen Sozialismus-Tunings, das auch eine denkwürdige Ausprägung von Industrie-Sport zuwege brachte.

VORDER- UND HINTERBÜHNEN. Denn die Geschichte des FC Carl Zeiss Jena lässt sich im Nachhinein nur noch mit größter Mühe als das schöne Märchen vom sozialistischen Sportrittertum lesen. Was sich auf dem Spielfeld ereignete und für Glanz und Furore sorgte, war das eine. Wie diese Art Fußball zustande kam, das andere. Dabei wurden – wie Heinz Voigt in der Zeitschrift »Gerbergasse 18«, Heft 6, 1997, belegt – im Hintergrund heftig Strippen gezogen: Zur unauflösbaren Ambivalenz der Vereinsgeschichte gehört, dass die drei tonangebenden Club-Trainer aus DDR-Zeiten – Georg Buschner, Hans Meyer und Bernd Stange – jeweils über 15, 17 und 13 Jahre der Staatssicherheit zur Verfügung standen und damit jede Autonomie der Mannschaft von vornherein ad absurdum führten. Darüber hinaus wurden die Geschicke der Mannschaft aber auch noch über andere Kanäle gelenkt. So gab es Günther Wolfrum, hauptamtlicher Parteisekretär und stellvertretender Clubvorsitzender, der als IM »Günther Eisler« seit 1977 dem Geheimdienst standhaft berichtete. Es gab Rainer Dzur alias IM »Peter Stock«, der als Büffetier der Stadiongaststätte diensteifrig denunzierte. An seiner Seite arbeitete Wolfgang Puhlfürß, der als Fleischer das Stadionmonopol für Thüringer Bratwürste innehatte und als IM »Helmut Rödinger« dem MfS viel Nennenswertes um seine Fressbuden preisgab. Da waren die beiden Schiedsrichter Manfred Roßner als IM »Schwarz« und Bernd Stumpf, der als IM »Peter Richter« Oberliga-Spiele zugunsten des Stasi-Vereins BFC frisierte. Last, but not least gab es noch den Clubarzt Johannes Roth alias IM »Prade«, der sich in besonderer Weise verdient machte. Aber auch in der Stadt arbeitete man dem internen Polit-Netz mit allem erdenklichen Eifer zu. Als die Mannschaft 1981 zum Pokalendspiel nach Düsseldorf reiste, wurden vorab geheimdienstlich alle Konten der Kicker überprüft. IM »Verschluss« oder auch Martin Otto als Direktor der Kreissparkasse Jena-Stadt und -Land gab zu Bericht, dass keines der fraglichen Spieler-Konten abgeräumt worden sei. Ein klares Indiz für den Geheimdienst, dass keiner aus der Mannschaft vorhatte, in Düsseldorf der DDR den Rücken zu kehren.

Geschichten zwischen Vorder- und Hinterbühne eines Erfolgssystems und doch nur einige, wenige Fäden, die den Blick in den Raum hinter dem Kraftfeld eröffnen, in dem

Robert Enke sein Spiel lernte. Fußball als deutsches Bauch-
herz, als Machtmaschine mit sich überlagernden Interessen, als eine Welt unterschiedlichster Akteure, bizarrer
Sogkräfte, verschiedenster Flucht- und Kraftlinien, bei Licht
besehen nichts anderes als die Geschichte eines Selbstbe-
dienungsladens. Denn da gab es Wolfgang Biermann, Big-
Boss von Carl Zeiss Jena, Leiter der Projektgruppe »Territoriale Rationalisierung«, professioneller Regent, grenzenlos
fußballbegeistert und generöser Großsponsor des Erfolgs-
teams im Jenaer »Paradies«. Da gab es die drei IM-Trainer,
den spitzelnden Büffetier, Würstchen-Heinz, den Spar-
kassen-Mensch, wer weiß wen noch. Und es gab die Spieler:
mit passablen Autos, netten Häusern, exorbitanten Prä-
mien. Ein Sonderstatus-Kosmos, ein Staat im Staat, in dem
sich niemand wehtat, weil alle etwas davon hatten. Zu den
Schmissen im Vorzeigegesicht des Jenaer Teams gehört
auch, dass sich ihr kraftvolles Spiel noch durch die Lie-
ferungen eines in unmittelbarer Nähe ansässigen Steroid-
Produzenten erklären ließe.

TERRITORIALE RATIONALISIERUNG. Denn der VEB Jenapharm hatte sich nicht nur zum ostdeutschen Marktführer
in Sachen Anti-Baby-Pille gemausert, sondern war auch ge-
heimer Doping-Hauptlieferant und maßgeblicher Pro-Do-
pingforscher im Land geworden. Ob die raumgreifende Of-
fensivforschung des VEB Jenapharm dabei noch unter das
Großprojekt »Territoriale Rationalisierung« der Präzisions-
stadt Jena fiel, steht dahin. Rationalisiert wurde in jedem Fall. Auch beim heimischen Fußballclub, da der Mannschaftsarzt Dr. Johannes Roth schon in den Siebzigerjahren
einen engen Draht zu Jenapharm aufgebaut hatte und
beispielsweise an illegalen Menschenversuchen mit Leichtathleten beteiligt war.

Die kriminelle Verbindung ins Haupthaus des FC Carl Zeiss Jena, in dem Obermedizinalrat Dr. Johannes Roth im Parterre seine Praxis hatte, musste bis in die Achtzigerjahre gehalten haben. In einem Interview vom Mai 2007 äußerte der einzige Humanmediziner von Jenapharm, Doktor Rainer Hartwich, auch IM »Klinner«, über die Jahre: »Es kam auch mal vor, dass der damalige Betriebsdirektor Siegfried Wenzel kam und sagte, du, ich brauche mal 5000 Oral-Turinabol. Ich habe gesagt, die musst du dir aus der Produktion bringen lassen. Nein, das geht nicht, das brauche ich für den FC Carl Zeiss Jena, das darf doch keiner wissen, darum muss das jetzt über die Forschung laufen ... Ich musste unterschreiben, dass ich für die Forschung so und so viele tausend Pillen aus der Produktion entnehme.«

5000 Pillen Oral-Turinabol? Damit hätte man die komplette DDR-Fußball-Oberliga über Jahre mit männlichen Sexualhormonen hochpumpen können. Herrn Roth brauchten Rainer Hartwichs Aussagen nach 1989, als es um die Klärung der Korruptionslogik des ostdeutschen Sports ging, nicht sonderlich zu scheren. Was der Bundesgerichtshof den ostdeutschen Tätern an Vielfachkriminalität bescheinigt hatte, blieb bei Medizinern seiner Couleur samt vereintem Sport außen vor. Eine neue Zeit, ein neues Spiel. Auf diese Weise wurde Jena nach 1989 durch die passgenaue Politik von Lothar Späth nicht nur eine boomende Stadt für forcierte Rationalität, sondern blieb, was es schon zu DDR-Zeiten gewesen war, ein Ballungsraum für Ungeklärtes.

RHYTHMUSWECHSEL. Im Herbst 1989 war Robert Enke zwölf Jahre alt. Unwahrscheinlich, ja undenkbar, dass er von den Hinterland-Geschäften und dem toxischen Polit-Amalgam um ihn herum etwas mitbekommen konnte. Vielleicht blieb ihm eine Stimmung, der Geschmack dafür, dass bestimmte Dinge nicht zusammengehörten, obwohl sie eine Ordnung vorgaben. Vielleicht bekam er ein Gefühl für die Vorderreiche und Hinterländer seines Sports, für dessen doppelte Böden, Souterrains und bizarren Schattenkriege. Robert Enke wohnte in dieser Zeit weiterhin mit Eltern und Geschwistern in Neulobeda-Ost. Gleichzeitig ging er ab der siebten Klasse ins Sportgymnasium in der Wöllnitzer Straße. Für die sogenannten »Heimschläfer« hatte man im Internat zwei Zimmer bereitgestellt, mit Doppelstock- und Einzelbett, Waschecke, drei Schränken und drei Regalen, die sie für die Pausen zwischen Schule und Training, die Stunde »Abmatten« am Mittag, den Klamottenwechsel zur Sauna oder ins Erholungsbecken nutzen konnten.

Viele ehemalige Mitschüler berichten, dass Robert Enke Anfang der Neunzigerjahre aus dem Zeitloch herausragte wie ein Leuchtturm, dass er gemocht und verehrt wurde, weil er sein »Ding« machte, immer Leistung brachte, wenn es drauf ankam, nicht groß rumredete oder sich von den Unruhen der Zeit beirren ließ. Robert Gierke, einer seiner engsten Jugendfreunde, der mit ihm zehn Jahre lang Fußball spielte und in dieselbe Klasse ging, erinnert sich vor allem an den fröhlichen, unbekümmerten und häufig schelmischen Robert Enke. »Er hat oft Witze erzählt und viel Blödsinn gemacht. Er konnte von Anfang an gut reden und hatte Lust zu improvisieren. Wenn er seine Hausaufgaben mal nicht gemacht hatte, versuchte er es trotzdem und saugte sich was aus den Fingern, bis der Lehrer lachte. Dann hielt er kurz inne, lachte mit und sagte einfach: ›Na, das war jetzt wohl nichts.‹« Wenn Robert Gierke über den Freund spricht, dann suchend und mit Bedacht. Sind die Bilder für ihre Freundschaft richtig, stimmen die Lebensdetails, ist der Blick genau genug? »Er war ein absoluter Allround-Sportler. Der beste Volleyballer, der beste Basketballer, der beste Sprinter, der beste Springer, auch ein sehr guter Schwimmer. Wir haben ja im Grunde zusammen als Stürmer begonnen. Er war beweglich, schnell, hatte ein unglaublich gutes Körpergefühl. Und er war groß. Seine wirkliche Leidenschaft aber galt immer dem Fußball. Da wollte er hin.«

Wer um 1989 den grauen Internats-Plattenbau verließ und an der Schule vorbeilief, kam auf das Gelände des Sportclubs Motor Jena. Nach Clubleitung, Sportmedizinischem Dienst, Materialausgabe, Speisesaal, Funktionshallen für Ringer und Turner sowie dem Sportclub-Internat stieß man auf die Schnellstraße. Über sie führte eine kleine Stahlbrücke. Von dort waren es kaum zwanzig Meter bis zum Stadiongelände. Robert Enkes Weg dürfte auch im Herbst 1989 täglich über diese wacklige Stahlbrücke geführt haben, als käme der Zwölfjährige mit ihr wie selbstverständlich von einer Zeit in die andere, als sei sie der Garant für einen Alltag, der anderen über Nacht weggerissen wurde. Der regelmäßige Trainingsturnus, die gesicherte Fußballwelt, der tägliche Gang über die Brücke – hin, her, zurück, hin, her, zurück, während sich in diesen euphorisierten Monaten die Welt einmal um die eigene Achse drehte – dürften in diesem Übergang auch Halt und Schutz gewesen sein.

Doch so rundum gesichert waren Fußballkosmos und Schule bald auch nicht mehr. Welche Trainer würden bleiben? Was wurde aus dem Fußball-Club? Welche Lehrer durften weiter unterrichten? Als Staatsbürgerkunde- und Geschichtslehrer nach und nach verschwanden, fingen die höchst disziplinierten Sportschüler auf den Internatszimmern endlich auch an zu diskutieren. Ende 1989 fanden die letzten Appelle statt, irgendwann gab es den Leistungsauftrag mit Urkunde nicht mehr, die jährlichen Reihenuntersuchungen blieben aus. Und bald schon wurde die Kinder-

und Jugendsportschule »Werner John« umbenannt. Denn Anfang der Neunzigerjahre war sie schwer unter Misskredit geraten. Das Wort Kinderdoping stand im Raum. Die Staatsanwaltschaft in Erfurt ermittelte. Die Geschäftstüchtigeren unter den Jenaer Stasi-Sportleuten suchten in dieser fragilen Zeit ihre Pfründe zu sichern und bauten sich unter anderem private Fitnessstudios auf. Da sie im Sport angestellt waren, bezahlte der sie weiterhin. Ihre unbetreuten, orientierungslosen Athleten trafen sich im Stadion, allein. Sie trainierten sich gegenseitig, so gut sie konnten. Die Herren der alten Macht waren unter Hochdruck dabei, sich im neuen Leben breit zu machen.

Die Sprinterin und Sportschülerin Yvette Arenas, ein Jahr älter als Robert Enke, erzählt in einem Gespräch über diese Umbruchsjahre: »Es war vor allem ein Problem der Selbstmotivation. Waren die Technikläufe richtig, obwohl sie niemand anschaute? Würde der Trainer zum Wettkampf kommen, obwohl man ihn schon eine Weile nicht gesehen hatte? Man wusste es nicht, wusste auch nicht, wie der nächste Tag aussah, oder wie es überhaupt weitergehen sollte. Ich hatte oft keine Lust mehr aufs Training und machte trotzdem weiter. Wo hätte ich so schnell auch hingekonnt?« Eine unbehauste Zeit, wo manches Talent zwischen die Fronten geriet. Und wie sollte das auch alles gehen? Unter dem Druck der Verhältnisse begann die Sportschule in der Wöllnitzer Straße umzusatteln, stellte die schulische Leistung nun demonstrativ vor den sportlichen Erfolg.

»Der Rhythmus der Schule veränderte sich«, berichtet Yvette Arenas. »Viele Schüler kamen plötzlich auch von außerhalb. Es gab Leistungsklassen, das Punktesystem, wir machten das hessische Abitur. Aber niemand wusste wirklich damit umzugehen.« Für die Schüler eine doppelt prekäre Situation: Einerseits mussten sie das Schweigen und die Anpassungsmentalität der ostdeutschen Lehrer aushalten; andererseits galten mit einem Mal die Ansprüche der westdeutschen Leistungsschule, die es insbesondere auf »funktionale Intelligenz« absah. Natürlich gab es sie, die engagierten Ostlehrer und moderaten Westlehrer, und doch passte vieles nicht zusammen. Eine Geschichte unterschiedlicher Lebenshäute, einer zweiten Seelenlähmung des Ostens nach mehr als fünfzig Jahren Diktatur, aber auch von fehlender Sprache. Dass diese Umbrüche sehr viel wirrer, komplexer, fragiler verliefen, dürfte dabei auf der Hand liegen.

Läuft man in der Schule, wo Robert Enke sein Abitur gemacht hat – heute natürlich wieder stolze »Eliteschule des Sports« –, durch die Flure und betrachtet die an den Wänden präsentierte Geschichte, erzählt sie sich als eine einzige Erfolgsstory, die pünktlich Mitte der Fünfzigerjahre endet und genauso pünktlich Mitte der Neunzigerjahre neu einsetzt. Über die belastete Geschichte sowohl der Schule als auch des DDR-Sports in den Jahren dazwischen findet sich kein Wort. Das gilt in nämlicher Weise für beinah den gesamten öffentlichen Raum im Osten, egal, ob es um die Geschichte des Leipziger Schulamtes oder die Ortsgeschichte von Schwanebeck bei Berlin geht.

DÜNNES EIS. Die Journalistin Andrea Hünniger, Jahrgang 1985, beschreibt in ihrem FAZ-Essay »Als der Globus explodierte« vom 8. Januar 2010 das Klima im Osten unmittelbar nach 1989 als eine ihre Generation »prägende Erfahrung der Trauer und des Schweigens … Ich teile mit vielen jungen Ostdeutschen, die heute zwischen 24 und 29 Jahre alt sind, die Erziehung durch melancholische, ja, depressive, eingeknickte, krumme, enttäuschte, beschämte, schweigende

Eltern und Lehrer. Die Hälfte des Personals in unserem Leben musste ständig in Kuren oder in psychologische Betreuung.«

Verunsicherung, Schweigen, Ratlosigkeit, ausbleibende Auseinandersetzung kennt man als Konstanten aus deutschen Auseinandersetzungen dieser Art. Haben sie diesmal andere Ingredienzien? In dem 2010 erschienenen Buch »Zwischen Prekarisierung und Protest. Die Lebenslagen und Generationsbilder von Jugendlichen in Ost und West« wird der »Umbruchserfahrung der um 1980 im Osten Geborenen eine besondere Bedeutung« zugesprochen. Es ist die Generation, die den Weltzeitbruch am 9. November 1989 als »Erschütterung einer gesicherten und intakten Kindheit« erlebte. »Eingedenk der Orientierungs- und Sinnkrise ihrer Eltern und dem Infragestellen der materiellen Grundlagen ihrer Herkunftsfamilien wurden sie doppelt verunsichert.«

Es ist eine Generation, die im Nachhinein viel von Bindungen und erhofften Kontinuitäten spricht, davon, dass sie sich »beheimaten« möchte oder etwas »gründen« will und die sich das Eltern-Bild der DDR vielleicht auch deshalb als inneres Märchen hält, als notwendige, dankbare und hinlänglich dehnbare Projektionsfläche, weil man es gut und gern als etwas Abgeschlossenes, Unantastbares, Sicheres handhaben kann. Will man der spezifischen »Trauerarbeit« dieser Generation ein Stück weit auf die Spur kommen, wird man an diesem doppelten Verunsicherungsbruch durch ratlose Eltern und eine sich umwälzende Geschichte, die darüber hinaus noch zeitgleich zum globalen Digitalbruch verlief, nicht vorbeikommen. Nicht ohne Grund reagieren viele »Zonenkinder« auf das entborgene Land Ost bis auf Weiteres mit einer tief gehenden, oft unhintergehbaren Überidentifikation in Bezug auf ihre Eltern.

Die Schriftstellerin Jana Hensel, ohne Frage die seit Jah-

ren vernehmbarste öffentliche Stimme der Enke-Genera-
tion, schreibt in ihrem 2009 erschienenen Buch »Achtung –
Ostzone!«: »Ein kritisches Gespräch über die Vergangenheit,
sei es über die Staatssicherheit oder über anderes, hat es
nach dem Fall der Mauer zwischen den Generationen kaum
gegeben. Stattdessen mutmaßen wir Jungen und projizie-
ren unser vormaliges Leben in die Zeit davor, als könnten
wir es über Bande in die Vergangenheit zurück spielen. Wir
tun es, obwohl wir wissen, dass es nicht geht. Dass es ver-
geblich ist. Vielleicht entsteht ja dadurch diese Melancholie,
die mir an den ›Kindern‹ meiner Generation und an mir
selbst oft aufgefallen ist. So als spräche man vergebens, so
als spräche man um der Vergeblichkeit willen. Als spräche
man und wüsste doch nichts zu sagen, was einem selbst
glaubhaft erscheinen könnte. Es ist dünnes Eis, das uns
nicht trägt. Es ist das Gefühl, schon einmal gestorben zu
sein.«

SOLLBRUCHSTELLEN. Die Frage bleibt, wie ein mittlerweile vierzehn- oder fünfzehnjähriges Supertalent über
diese historische Leerstelle hinwegkam. Wenn es richtig ist,
dass der Blick eines Heranwachsenden in erster Linie vom
Küchentisch aus geprägt wird, dürfte Robert Enke im Herbst
1989 weniger der politische Vater weggebrochen sein. Der
Junge mit dem Ball lief vermutlich sicherer über die hinfäl-
lige Stahlbrücke vom Internat zum Stadion, weil er davon
ausgehen konnte, dass sie für ihn echten Landgewinn bedeutete. Die konstant kritische Familienpolitik war über die
Jahre der DDR vermutlich nicht unentwegt Küchentisch-
Stoff gewesen. Dennoch wird der Zwölfjährige gespürt haben, dass sich insbesondere für den Vater nach 1989 die
Dinge zurechtrückten und ein wirklicher Neuanfang an-
stand. In der Tat begann Dirk Enke ab 1990 eine zeitinten-

sive Ausbildung als Psychoanalytiker, die ihm zu DDR-Zeiten verwehrt worden war. Aber auch privat orientierte er sich noch einmal neu und lag mit dieser Entscheidung ganz im Trend: Viele Ehen und Beziehungen der Kriegskind-Generation, die unter dem Druck der DDR-Verhältnisse fest verschweißt überdauert hatten, zerfielen in den Zeiten der Wende gleichsam widerstandslos. Der Kollaps des Systems synchronisierte sich im Privaten. Und war man denn nicht auch jung genug, um noch einmal zu beginnen und wenigstens jetzt richtig durchzustarten?

Als Robert Enke sechzehn Jahre alt war, saß der Vater eines Abends auf der Couch im Wohnzimmer und erklärte Frau und Kindern, dass sein Leben eine andere Richtung genommen habe und er sie verlassen würde. Es dürfte der Moment gewesen sein, in dem der Film über den Torwart zum ersten Mal ernsthaft ins Schlingern geriet. Eine Art Bildstörung, zunächst nur ein Grieseln, dann jenes Dauerflimmern, das man noch aus dem Fernsehprogramm der Siebzigerjahre kennen könnte und einem heute schon wie eine sehr eigene Erzählung vorkommt. In jedem Fall sprang der Jüngste, als er die Sätze des Vaters hörte, auf und stürmte aus der Wohnung. Stundenlang stromerte er durch die unwirtlichen Straßen von Neulobeda-Ost, bis ihn sein Bruder Gunnar, dem er sich immer nah fühlte, aufgabelte und in die neuen Verhältnisse zurückbrachte. Auch Leuchttürme stehen im Wind.

Ein Knacks während der Adoleszenz, der im gewussten Nachhinein nach mehr aussehen will. Robert Enke lebte von nun an bei der Mutter, mit Sehnsucht nach dem Vater und mit dem, was man unter der inneren Schuldbewegung eines Kindes versteht, das die Trennung seiner Eltern nicht hatte verhindern können. Dabei gelang es dem Ausnahmetalent Robert Enke, sich trotz – oder aufgrund – des erst einmal wegbrechenden Familienbodens, auf seinen Hauptfilm zu konzentrieren. Noch vor seinem Abitur 1996 debütierte er mit 17 Jahren in der Zweitligamannschaft des Carl Zeiss Jena und war damit der jüngste deutsche Torhüter mit Profi-Status. Sein erstes Spiel fand am 11. November 1995 statt, gegen seinen späteren Club Hannover 96.

Der Osten erlebte in diesen Jahren absolute Scout-Zeiten. Fußballmanager wie Reiner Calmund zogen auf der Suche nach den vielbeschworenen »Vereinigungseffekten« durch die Stadien und zeigten sich in bester Kauflaune. Würde Robert Enke dazugehören? War er einer für die Bundesliga? Die Fotos aus dieser Zeit erzählen vom Heißhunger eines Jungsporns, als wolle er sagen: Klar, das Spielfeld ist grün und so unverändert wie immer, aber die Spielregeln sind neu: Karriere, Geld, warum nicht die globale Arena? Es sind Bilder, die von der geballten Energie eines Achtzehnjährigen erzählen, von diesem: ›Ich will, ich kann, ich muss‹. Es sind Bilder mit jenem Selbstverbesserungsausdruck, den wohl nur diese Lebensjahre kennen.

»Schon in jungen Jahren hatte er klare Ziele vor Augen«, sagt Ex-Stürmer Heiko Weber, damals Mannschaftskollege, später Sportdirektor beim FC Carl Zeiss Jena. »Enke wurde ein Profi, wie er im Buche steht«, meint Trainer Friedel Rausch, der dem Ausnahmetalent vertraute und ihn erstmals in der Bundesliga einsetzte. Das war 1998. Zwei Jahre zuvor war Robert Enke als Neunzehnjähriger von Borussia Mönchengladbach verpflichtet worden. Ein echter Schritt, nicht nur sportlich. Er verließ Jena, seine Heimat. Als einer der Jüngsten aus dem Osten startete er eine Profikarriere im Westen und kam dabei nicht allein. Noch in der Abiturklasse am Jenaer Sportgymnasium hatte er die Moderne Fünfkämpferin Teresa Reim kennengelernt. Sie stammte aus einer fränkischen Lehrerfamilie und war

Mitte der Neunzigerjahre ins Jenaer »Paradies« gekommen. Nach Fußball, Leichtathletik, Ringen, Turnen wurde dort mittlerweile auch Badminton, Tennis, Judo und Moderner Fünfkampf trainiert. Sie verliebten sich und heirateten im Jahr 2000 in Mönchengladbach. Im »Stern«, Heft 48, 2009, schrieb Ronald Reng, der Biograf von Robert Enke, über die beiden: »Über ihre unterschiedliche Herkunft sprechen wir nie. Es scheint einfach kein Thema, bei ihnen ist Deutschland wirklich und ganz selbstverständlich eins. Sie haben nur eine gemeinsame E-Mail-Adresse. Sie lebt die Gefühle seiner Karriere mit. Er denkt oft daran, dass Teresa so gern Tiermedizin studiert hätte und die Idee aufgegeben hat.« Sätze, an denen kaum zu zweifeln ist, so geschliffen kommen sie daher, im Grunde wie Spielsteine. Das Wohlfeile hat noch dazu etwas Praktisches. Man driftet so hinein in die Übung der Harmonie und hört auf zu denken, ist eher am Wünschen, dass alles gut gehen möge. »Ich habe immer nur das Gefühl gehabt, dass sie beide einfach das Innerste der Liebe absolut gelebt haben: stets füreinander da zu sein«, schreibt Reng.

Als die beiden nach Mönchengladbach gingen, stand die Liebe – mal ganz sachlich gesehen – noch auf Anfang, saß Robert Enke zunächst einmal zwei Jahre auf der Ersatzbank. 1998 und 1999 kam er schließlich auf 32 Bundesliga-Spiele. Mönchengladbach stieg ab, mit legendären 79 Gegentoren. Dem Tore einheimsenden Schlussmann gelang es erstaunlicherweise, bei dem ganzen Desaster um das sinkende Schiff noch gut auszusehen. Mit der Zeit hatte er sich bei den Borussia-Fans einiges an Renommé erarbeitet. Darüber hinaus ernannte man ihn zum Junioren-Nationaltormann und nominierte ihn 1999 erstmals für die Nationalmannschaft. Das musste ihm erst mal einer nachmachen. »Ein Steher«, hieß es, »einer ohne wirkliche Fehler, wie auch immer die Truppe drauf ist«. Das blieb nicht unbeachtet. »1860 München« wollte ihn.

Doch als nach drei Jahren Möchengladbach für den Torwart ein Vereinswechsel im Raum stand, hingen auf einmal große Banner hinter Enkes-Tor. Die Fan-Reaktionen waren eindeutig: »Verräter!«, »Stasischwein«, »Verschwinde, Stasityp!« Das tat weh. Man stelle sich einen gerade Zwanzigjährigen aus einer DDR-kritischen Familie vor, der im Westen Woche für Woche dafür herhalten musste, womit er partout nichts zu tun hatte. Wo sollte er hin damit? Die Antwort auf die Frage, wie man die Welt sieht, hängt offenbar noch immer entscheidend davon ab, wo man lebt. Im Verlauf der Profi-Karriere von Robert Enke sollte dieser Aspekt immer wieder mal eine Rolle spielen. Hatte er bereits genügend Anpassungsmodelle im Osten inhaliert, musste er, was das anging, im Westen in die Verlängerung. War das ein Grund für seine spätere Vorsicht im Umgang mit Tabus? Formte sich hier bereits ein Muster der vollständigen Selbstregulierung, das da lautete: im Spiel unbedingt der zu sein, der sein Tor fehlerlos sauber hält, öffentlich aber das Dauerbild vom immerzu Mühelosen, Freundlichen, Gewinnenden, Reflektierten abzugeben? Man sollte Attacken wie die im Borussia-Stadion nicht unterschätzen. Immerhin fanden sie öffentlich statt, immerhin erreichten sie den Achtzehnjährigen unerwartet und völlig schutzlos.

Als der Mönchengladbach-Trainer Jupp Heynckes 1999 zum portugiesischen Spitzenclub Benfica Lissabon wechselte, ging Robert Enke mit. War das der ersehnte Sprung nach Europa? »Natürlich hatte der Wechsel viel mit Geld zu tun. Damals habe ich gemacht, was alle im Fußball machen: das beste Angebot genommen«, resümierte Robert Enke.

AM MEER. Lissabon also. Die schöne Metropole am Tejo. Atlantik, Fernweh, Fado, Weltschmerz, Aufbruchsstimmung, gute Laune, kontinentale Randgefühle. Nach dem eher kühlen Mönchengladbach endlich südliches Flair. Der blonde Deutsche hielt vom ersten Spiel an, was das Zeug hielt, wurde nicht nur Stammtorhüter und ein Jahr später Kapitän von Benfica, sondern auch absoluter Publikumsliebling. Nicht lange, und die Enkes mieden die Stadt. Die portugiesische Heldenverehrung kennt keine Grenzen und ist durchaus gewöhnungsbedürftig. Die Fans müssen anfassen, küssen, inbrünstig verehren. Nuno Gomez, Teamkollege und portugiesischer Nationalspieler, sagte: »Als Robert kam, war er ja noch ein Junge, aber von Anfang an hat er sich bemüht, unsere Sprache zu erlernen, was er auch bald locker geschafft hat. Er war ein Mann, der große Lust hatte, sich zu behaupten.«

Drei Jahre Benfica Lissabon mit 77 Spielen und Dauerangeboten von englischen, spanischen, italienischen Spitzenvereinen. AS Rom, Manchester United. Der europäische Fußball mochte den Jungen vom Cospedaer Windknollen, das seriös Moderne seines Spiels. Immerhin war es der FC Barcelona, einer der zehn Spitzenclubs der Welt, der sich im Juni 2002 bei Robert Enke meldete und ihm einen Dreijahresvertrag anbot. Er griff zu, nicht nur wegen des Geldes, sondern auch, um sich dadurch eine Tür für die Europameisterschaften 2004 offen zu halten. Barcelona wurde zu dem Zeitpunkt von Louis van Gaal trainiert, der sich allerdings ausdrücklich für den jungen Spanier Victor Valdés aussprach, die ursprüngliche Nummer drei. Dieser Wahl ging im September 2002 ein Spiel voraus, das für den Rioja-Liebhaber van Gaal und seine unerwartete Torwart-Politik die Weichen stellen sollte. Enkes Biograf Ronald Reng schrieb über den Moment: »Im Pokalspiel gegen Novelda, einem Drittligisten, darf Enke ran. Barca verliert 2:3, ein Aufschrei der Empörung geht durch die Stadt, eine Boulevardzeitung schreibt: »Enke schaufelt sich sein eigenes Grab.« Das Spiel Barcelona gegen Novelda blieb für Robert Enke das einzige von Belang. Van Gaal, schrieben die Zeitungen, hatte ihn aussortiert, noch ehe er richtig zum Zug gekommen war. Niemand rückte ihn ins Bild, niemand sprach mit ihm. Ein Knock-out, ein Filmriss. Schon im Sommer 2003 stand er nicht mehr auf der Liste für das Trainingslager in den USA, das die neue Saison vorbereitete. Die Messen waren gesungen.

In Jena war die kleine Stahlbrücke mittlerweile abgerissen und durch eine Ampelschaltung ersetzt worden. Waren die Zeiten übersichtlicher geworden, die Verhältnisse klargestellt? Unabhängig davon, wie es um die Dinge in Jena stand, bewegt sich die Kamera weiter, macht einen großen Schwenk: In Barcelona ließen die Signale für den Torwart, der ausgezogen war, um in der Ferne sein Glück zu machen, nichts an Eindeutigkeit zu wünschen übrig. Robert Enkes Ampel stand auf Dauer-Rot. Er spielte kaum, weder unter van Gaal noch unter seinem Nachfolger Radomir Antic. Stille Wochen. Eine innere Zerreißprobe, die man nicht einfach so wegfausten konnte wie einen Ball. Was sollte werden?

Fußball ist eine Gaga-, aber keine Bussi-Welt. Sie steht nicht auf Soft-Skills, sondern aufs Grätschen. Ein Entweder-oder-System, vielleicht *die* Arena für moderne Männlichkeit schlechthin, aufgeladen mit jenem eigentümlich nonverbalen Auftrag, die unter Druck geratene Welt noch einmal klarer, eindeutiger, durchsetzungsfähiger, deutungsmächtiger zu machen. Fußball also als großer Illusionsraum und der Torwart in all dem mittendrin, als Zentrum, als Synonym für Ordnungsstifter und Entgrenzer. Eine hochnervöse Position, eine bewusst inszenierte Kippfigur und darin der Anfang einer Erzählung über den Binnenraum der neuesten globalen Körper.

Van Gaals harscher Stopp hatte in Robert Enkes Karriere eine neue Zeitstruktur eingeführt. Bis dahin war es bei ihm unaufhörlich bergauf gegangen, war er immer ein bisschen vor der Zeit, galoppierte er voraus, indem er ganze Spielerklassen übersprang. Nun blieb er – in den Augen der Branche und der Medien – ein ganzes Stück dahinter, hockte fest, trippelte auf totem Gleis, in einem Zeitloch, diesmal ohne Brücke. Ein Abbruch im Aufstieg, ein harscher Rhythmuswechsel, eine unvermittelte Ungleichzeitigkeit. Sicher, das Stadthaus der Enkes in Barcelona war weitläufig, es gab die schönen Bars, den Strand, das Meer, die stämmigen epochalen Gaudi-Bauten, Miró und Picasso. Ohne Frage konnte man in Barcelona gut leben und ausreichend Geld verdienen. Aber was nützte das alles, wenn man nicht spielen durfte, im Grunde gar nicht mehr zur Mannschaft gehörte? Und das noch mehr als zwei Jahre lang? Wer war man denn ohne Spiel? »Roberts Erkrankung wurde damals, als sich das Scheitern beim FC Barcelona andeutete, auch mithilfe seines Vaters, als depressive Störung erkannt. Zu Beginn der Spielzeit 2002/2003 fiel die Entscheidung überraschend gegen die beiden vermeintlich gesetzten Torhüter Enke und Bonano – das war der Anfang«, meinte Jörg Neblung, Enkes Manager.

Barcelona als Anfang einer Krankheit, vor dem offensichtlich einige andere Anfänge lagen: Zeitenwechsel, Verletzungen, Trennungen, Demütigungen, Einsamkeiten, Härten. »Fast alle Athleten schwören sich nach der Lektion des ersten Misserfolgs, dass er ihnen kein zweites Mal passieren wird: Sie werden nie wieder Schwäche zeigen!«, schreibt der Sportphilosoph Gunter Gebauer. Es war nicht Robert

Enkes erste Niederlage, aber eine, die ihm das Theater Profi-Fußball in aller Unmissverständlichkeit vor Augen führte. Für ihn war viel Geld über den Tisch gegangen, was Top-Leistung verlangte. Kam sie nicht, folgte das Aus. Kein Gespräch, keine Vermittlung, keine Zeit für Schwierigkeiten, Fehler, Unsicherheiten, keine Anlaufphase, um in die Mannschaft hineinzuwachsen. Leistung als Risiko. »Verlierer werden ausgemustert, verkauft, verliehen; sie sind Fehleinkäufe, Konkursmasse, Spielerschrott, der gerade gut genug ist, von der Presse entsorgt zu werden, um mit der Abwrackprämie neues Spielermaterial einzukaufen«, schreibt Gunter Gebauer.

Die Notlösung hieß Fenerbahçe Istanbul. Robert Enke wollte sie nicht, aber er glaubte, dass er keine andere Wahl hätte. »Ich hab's mir schöngeredet: deutsches Trainerteam, gutes Geld, probier's halt mal.« Ein Ausleihgeschäft, bei dem Kenner der Szene von modernem Menschenhandel sprechen, von den üblichen Verschiebetaktiken in der Gladiatoren-Welt. Das Ganze endete im Fiasko. Denn Istanbul wollte auch Robert Enke nicht. Ein deutscher Ersatztormann aus Barcelona? Wer hat den denn übers Meer geschickt? Türkische Fans und Medien reagierten überhitzt, noch ehe Enke überhaupt ein einziges Mal auf dem Platz gestanden hatte. Ein blondes Greenhorn statt Rüstü, unserem Liebling, den türkischen Superhelden, der ausgerechnet nach Barcelona verkauft worden war? Was war das denn? Es ging um Affekte, ums direkte Abladen, um das, was – je nachdem – auch als Leidenschaft bezeichnet wird. Das hatte nichts Sachliches, weil es um Sachliches nicht ging.

Vor dem ersten Spiel, einem Testspiel, wurde für den Neuen aus Deutschland ein Schaf auf dem Platz geschächtet. Ein Ritual, bei dem das Tier mit dem Kopf Richtung Mekka nach und nach ausblutet. Robert Enke mochte sie nicht, diese Geschichten aus Archaismen, Aggressionen, Fanatismus und männlicher Ehre, die im Fußball gern hochgekocht werden. Er hielt nichts von Begrüßungsgesten dieser Art. Sie bedrängten ihn. Er fühlte sich ausgesetzt, gehetzt. Was wollte er hier, in dieser brodelnden Zwölfmillionenstadt? Der neue Job am Bosporus forderte eine Kraft, die er nach der Negativerfahrung Barcelona nicht hatte. Angst kam hoch, Druck, Abwehr. Er spürte, wie ihm die Distanz, die er fürs Spiel brauchte, verloren ging, wie ihm der Boden wegrutschte. Im ersten Saisonspiel spielte er nicht schlecht, aber Fenerbahçe verlor. Das Stadion bekam, was es sehen wollte – eine Niederlage. »Niederlagen sind symbolische Vernichtung, die fähig ist, den Gedemütigten über das Spiel hinaus zu zerstören«, schreibt Gunter Gebauer. Die Fans hinter Enkes Tor schmissen Flaschen, Feuerzeuge, Münzen. Wie ist das, wenn sich hinter einem das Tor wie ein Schatten aufzubauen beginnt? »Das war keine Krise, wie sie jeder Torwart mal erlebt, wenn er fünf oder sechs Mal danebengreift. Es hatte etwas Existenzielles«, sagte Robert Enke dazu.

Ein Spiel, das Einstand und Ausstand zugleich war. Der soeben Gekommene kündigte nach nur acht Wochen, nahm die halbjährige Vereinssperre in Kauf und ging nach Barcelona zurück. Ein ungewöhnlicher Vorgang für die Fußball-Branche, wo man einen Vertrag auszuspielen hat, egal, um welchen Preis. Im inneren Fußball-Circle raunte es. Zeigte hier jemand Nerven? Gab es ein Problem? Nichts also mit Barcelona, nichts mit Istanbul. Der Höhenflug war zu Ende, noch ehe er richtig begonnen hatte. Enkes Manager erklärte im Nachhinein, dass die Erfahrung Istanbul zumindest für die Erkenntnis gut war, »dass es nicht ohne professionelle Therapie geht. Er musste wirklich in profunde Hände. Es war am Ende eine Flucht aus Istanbul, bei der er quasi genötigt wurde, eine Auflösungsvereinbarung zu unterschreiben, damit er sich in Therapie begeben konnte.« Das Gepäck Richtung Barcelona wog folglich schwer. In ihm waren Panik, Zweifel, Ängste. Hatte er sich mit dem abrupten Weggang vollends ins Aus geschossen? War die Zeit des großen Fußballs für ihn schon vorbei? »Ich steckte in einer Schublade, aus der ich fast nicht wieder rauskam.« Wer würde ihn so noch unter Vertrag nehmen?

Barcelona war – er wusste es – eine Sackgasse, mit der Erfahrung, die alle machen, die »draußen« sind: kein Anruf, kein Angebot, kein Nachfragen. Er war rausgefallen aus dem Netz, das ihn mit aller Vehemenz groß gemacht hatte. An den Nachmittagen trainierte er hie und da auf dem Vereinsrasen, aber immer erst, wenn seine alte Mannschaft den Platz schon verlassen hatte. Wie war das auszuhalten, vor allem aber welche Perspektive hatte das? Eine Zeit lang half es ihm, sich zu sagen, dass er über Jahre ein Goldkind gewesen sei und es nun Zeit wäre, mal richtig einen auf den Deckel zu kriegen. Doch irgendwann wurde der innere Druck zu groß. Er brauchte Hilfe und ging nach Köln, zu Dr. Valentin Z. Markser, einem Psychotherapeuten, der ihm eine ›reaktive Depression‹ diagnostizierte. Robert Enke machte nun täglich Therapie, trainierte davor oder danach im Fitnessstudio und hoffte auf einen neuen Vertrag. Den Haag rief an, der FC Kärnten. Es war nicht, was er sich vorgestellt hatte. Am Ende meldete sich Teneriffa.

Ab Januar 2004 saß Robert Enke beim spanischen Zweitligisten CD Teneriffa in Santa Cruz auf der Ersatzbank. Nicht lange, und er stand wieder im Tor. Die Stadt in überschaubarer Größe, ein Publikum, das ihn mochte, und ein Stadion mit nicht mehr als 24 000 Zuschauern. Santa Cruz, eine Stadt erneut am Meer, erneut mit Hafen, und dabei nicht so überdimensioniert wie Lissabon, Barcelona, Istanbul. Eher etwas Beschauliches. Er fühlte sich fernab auf der Vulkan-insel vor Afrika, aber doch ganz wohl. Später würde er die Teneriffa-Wochen eine »Kur« nennen, in der er das Gefühl hatte, zum zweiten Mal laufen gelernt zu haben. »Wieder zu einer Mannschaft zu gehören, wieder zu wissen: zehn Uhr Training. Wieder gebraucht zu werden.« Immerhin spielte er Fußball, seit er acht Jahre alt war. Er kannte nichts anderes. Er hatte nicht studiert, keine Ausbildung gemacht, Sport war sein Leben. Mitunter dachte er an die großen Clubs, an das, was man üblicherweise das ultima-tive Spielerglück nennt. Aber war es denn nicht genug, ein-fach das zu machen, was man gern tat? Neunmal stand er für CD Teneriffa im Tor, dann holte ihn Trainer Ewald Lie-nen nach Deutschland zurück, zum FC Hannover 96.

JUBEL UND TRAUER. Nicht Mailand, Liverpool, Turin, son-dern Hannover. Robert Enke hoffte, dass es diesmal passen würde. Die Politik der europäischen Spitzenclubs als Achter-bahn, wo hinter jedem Gipfel der Abgrund wartete, hatte ihm zugesetzt. Die fünfjährige Odyssee als eine Tour de force, mit Jubel, großen Stadien, schwerem Geld, aber auch mit ordentlich Kräfteverschleiß, war genug. Nun konnte es ruhiger werden. Immerhin war er mittlerweile 27 Jahre alt. Würde Hannover mehr werden können als ein Übergang, eine Brücke zwischen dem aktuellen und nächsten Einjah-resvertrag? Wie oft hatte er in Lissabon oder Barcelona über Satellit Bundesliga geschaut und mit jedem Spiel gehofft, dass ihn ein deutscher Club anheuern würde. Jetzt war er zurück.

Teresa und Robert Enke kauften sich ein altes Fachwerk-haus in Empede am Rübenberge, einem Ort keine 30 Kilo-meter von Hannover entfernt. Ein 600-Seelen-Dorf, ohne Bäcker und Lebensmittelladen, aber mit »Ole Deele«, der

Kneipe, mit einem Schützenverein und dem SV Empede-Himmelreich, wo man unwillkürlich an Cospeda denken muss, an die Kindheit, die Sehnsucht nach Vertrautem, die Ruhe, den großen Himmel, den väterlich gestützten Anfang. Und vielleicht war es ja auch so, dass Hannover ein zweiter Anfang werden sollte, so etwas wie Jena Nummer zwei, angereichert mit der Erfahrung Europa. Robert Enke war herumgekommen, hatte in großen Ligen gespielt, war hoch und tief gefallen. Er war als Torwart gereift. Nun war es Zeit zur Konsolidierung.

Konsolidierung? Mitte 2004 hatte Teresa Enke an der Teknon-Universität von Barcelona die Schockdiagnose erhalten, dass ihr noch ungeborenes Kind eine Herzanomalie haben würde. Das Mädchen käme mit einem hypoplastischen Linksherz-Syndrom und einem Turner-Syndrom, einer erheblichen Organunterentwicklung, zur Welt, erklärten die Ärzte. Im August 2004 wurde Tochter Lara geboren. Sieben Monate lag sie im Krankenhaus, vier davon auf der Intensivstation. Im Januar 2005 schien das Gröbste überstanden, durfte das Mädchen nach Hause, musste aber bis auf Weiteres über eine Magensonde ernährt werden. Wochen, in denen Robert Enke oft an Laras Bett saß und ansonsten Bundesliga spielte, als sei er nie weg gewesen, als hätte es die fünfjährige Auswärtszeit nicht gegeben. Wochen, in denen er brillierte und bei Hannover 96 zum Stammspieler avancierte. Er boxte sich durch, es lief immer besser. Den Hauptfilm über den Torwart Robert Enke konnte man, wenn man wollte, nun am Wochenende regelmäßig in der »Sportschau« verfolgen, seine Interviews in großen Zeitungen lesen. Er sei kein Träumer, sagte er da. Und dass in seinem Leben offenbar nichts normal laufen könne.

Ein Satz, der einen nächsten nach sich zog und auf etwas hinauswollte. Nach knapp zwei Jahren und drei chirurgischen Eingriffen am offenen Herzen konnten Teresa und Robert Enke darauf hoffen, dass ihre Tochter eine ganz normale Kindheit haben würde. Das Foto vom strahlenden Torwart, der Lara Enke – in seinem gelben Trikot mit Nummer eins und einer Sonde in der Nase – väterlich auf dem rechten Arm hält, um mit der linken Hand im Stadion den Fans zuzujubeln, sprach Bände. Der Freund Robert Gierke erzählt, dass sie bei ihren Treffen immer ausgiebig über Lara sprachen. Fußball sei am Ende nie mehr als Fußball, sagte der Vater dann, ein Geschäft eben. Aber nun hatte sein Leben einen Sinn. Er wolle, dass seine kranke Tochter gesund aufwachsen könne, und würde dafür alle Hebel in Bewegung setzen. Die Wünsche waren riesig, die Realität grausam. Denn nach einer vermeintlich wenig riskanten Operation am Gehörgang kam es zu schweren Komplikationen, an denen Lara Enke im September 2006 unerwartet starb.

Keine Konsolidierung, sondern Unfassbarkeit, Trauer, Ohnmacht, Schmerz. »Glück ist etwas, dem man erst Namen gibt, wenn man es nicht mehr finden kann«, schreibt der Schriftsteller P. F. Thomése in »Schattenkind«, einem sehr intimen Buch über den Tod seiner Tochter. »Stille ist es, ja, aber es ist die falsche Stille.« Nach der Trauerfeier in Hannover – weiße Bänder, weiße Blumen, weiße Kerzen – stand Robert Enke sechs Tage später wieder im Bundesliga-Tor. »Vollkommen ahnungslos steht man mitten im Geschehen. Man sieht das Neue nicht, das noch nicht Dagewesene. Wie sollte man auch«, heißt es in »Schattenkind«. Laras Kinderzimmer blieb unberührt. Auf Robert Enkes rechtem Arm, auf dem er seine Tochter stolz durchs Stadion getragen hatte, erschien kurz darauf eine deutlich sichtbare Tätowierung mit ihrem Namen. »Man fragt uns dauernd nach unseren Gefühlen, aber wir haben nichts vorzuweisen. Wir finden nur Worte, die wir nicht aussprechen wollen. Sie schmecken nach anderer Leute Mund«, schreibt P. F. Thomése.

In späteren Interviews wird Robert Enke oft übers Verdrängen sprechen, davon, dass man sich »abfinden« müsse, mit seinen Fehlern, den Ängsten, dem Schicksal, aber auch mit der Realität des Todes. Er litt darunter, dass er in der Nacht, als seine Tochter im Krankenhaus starb, völlig erschöpft neben ihr eingeschlafen war und ihren Todeskampf nicht mitbekommen hatte. Er dachte an Schuld, ein Wort, das ihm nicht neu war, doch ein Gedanke, der ihn stumm machte. Es genügte ihm nicht, dass die Ärzte ihm sehr eindeutig sagten, dass Lara nicht hätte gerettet werden können. In seinem Inneren schien es eine andere Wahrheit zu geben. Robert Enke versuchte in dieser Zeit, sich an seinem Alltag entlangzuhangeln. Er trainierte, fuhr mit der Mannschaft zu den Bundesliga-Spielen, stand im Tor, scheinbar wie immer. Es war eine Brücke, sein gewohnter Rhythmus, der ihm über die schlimmste Trauer hinweghalf. Gefühle brauchen Zeit.

VAKANZEN UND VARIANZEN. Es war just der Moment, als man sich im deutschen Fußball für den Torwart aus Hannover zu interessieren begann, zuerst Jürgen Klinsmann, später Joachim Löw, dann einige Spitzenclubs, sogar die Bayern. Robert Enke wusste um die Halbwertszeit solcher Interessen. Im deutschen Tor, war klar, stand ein Generationswechsel an. Oliver Kahn und Jens Lehmann befanden sich schon auf der Abschiedsrunde. Würde Robert Enke die Ablösung mitbestimmen können? Kam mit seinem Spiel etwas Neues? Am 28. März 2007 debütierte er in der A-Mannschaft des DFB in Duisburg gegen Dänemark. Die Deutschen verloren. Er spielte fehlerlos.

Es war das Spiel, das die Tiefenschärfe des Enke-Films

noch einmal neu justierte, vielleicht den Bildraum erweiterte. Als ob ein paar Kameras mehr aufgestellt würden, als
ob es mit einem Mal um einen anderen Fokus ging, als ob
sich andere Blickschneisen auftaten. Der neue Radius hatte
den Namen »Nationalmannschaft«. Nicht, dass der Mann
aus Jena nicht schon vorher Identifikationsfigur und Idol
gewesen wäre. Doch das Spiel gegen Dänemark machte klar,
Enkes Reservistenrolle war ausgespielt.

Man muss kein Stummfilmfanatiker sein, um ein Gespür
dafür zu haben, auf welche Weise tektonische Machtver-
schiebungen im Fußball-Metier vonstatten gehen. Es reicht,
ab und an einen Blick auf die Pressemitteilungen des DFB
zu werfen, die »Bild« oder die »Gala« zu überfliegen oder
in dieses und jenes Interview etwa mit dem »Kaiser«, Theo
Zwanziger, Jürgen Kießling oder Liliana Matthäus hinein-
zuhören. Keine andere Kommerz-Sportart zieht die Grenz-
linie zwischen dem, was die Öffentlichkeit erreichen soll,
und dem, was intern zu bleiben hat, so still, so trennungs-
scharf, so unhintergehbar wie der Profi-Fußball. Egal, ob es
sich dabei um hochkorrupte Wettspielkartelle, Doping, Per-
sonalfragen, Spielerwechsel, Monetäres, das aktive Schweigen um das Thema Homosexualität oder um psychischen
Druck und Depression geht.

Der Machtkoloss Fußball funktioniert – selbst wenn
mittlerweile vorsichtig ein paar gegenläufige Stimmen ver-
nehmbar werden – noch immer über fein austarierte, re-
pressive Netzwerke, internalisierte Tabus und jede Menge
Versteckspiele. Beraterstäbe, Sportdirektoren, Eskortagen-
turen, Spielerfrauen. All das wird aufgeboten, um den Ur-
altmythos vom unfehlbaren Helden aus kaltem Blut und
breiter Siegerstirn, die alte Achill- oder Siegfried-Saga, als
Endlosschleife variantenreich immer wieder neu auszuspielen. Es ist diese Unerbittlichkeit, meint das globale Big-

Business, das die Massen sehen wollen. Das ist, was sie brauchen, was sie stimuliert. Alles andere ist unverkäuflich, uncool, ohne Marktwert.

Der Film über Robert Enke bewegt sich indessen durch das Jahr 2007. Es gibt den Torwart-Helden von Hannover 96, der seiner Mannschaft die nötige Sicherheit bietet, ihr Rückgrat ist, sich jedem Angriff entgegenwirft. Das Fernsehen bringt seine Glanzparaden. Mehrfach wird er in Umfragen des Fachmagazins »Kicker« zum besten Torwart der Bundesliga gewählt. Man sieht Bilder von ihm als Mannschaftskapitän, hört seine Spieleinschätzungen, bemerkt seine unaufgeregt sachliche Art, mag, wie er die Worte sorgsam wählt. Seine Mannschaft schätzt ihn als reflektiert, besonnen, feinnervig, erfahren. Es sind Bilder eines äußerlich stabilen, zumeist strahlenden Lebens, das daneben genügend Schutzraum für Privates aufbauen konnte. Robert Enke macht nicht viel Aufhebens von seinem Leben auf einem Bauernhof, vom gemeinsamen Engagement mit Teresa Enke für den Tierschutz, von Trainingsstunden mit Gehörlosen in Portugal, von seinem Einsatz für herzkranke Kinder, von der geplanten Adoption einer Tochter. Es sind Filmausschnitte, in denen ein Leben im Lot scheint.

DIE T-FRAGE. 2008. Die Torwart-Giganten Oliver Kahn und Jens Lehmann traten ab, die Fußball-Europameisterschaft war Geschichte, die Medien suchten nach neuen Themen. Duelle, Kontrahenten, Fehden. Das Ganze klang nach Krieg. Kandidaten um die neue Vorherrschaft im deutschen Tor gab es einige: René Adler aus Leverkusen, Tim Wiese aus Bremen, Manuel Neuer von Schalke, Robert Enke aus Hannover. Die Blätter schossen sich auf Adler und Enke ein, die bei den Europameisterschaften beide hinter Lehmann auf

der Ersatzbank gesessen hatten. Adler als der Nette, Jungen-
hafte, allseits Gewinnende, der die medialen Sympathien
von vornherein auf seiner Seite hatte. Enke zwar als derje-
nige, der auf hohem Niveau die wenigsten Fehler machte,
aber dennoch nur ein Kandidat des Übergangs sein konnte.
Er sei zu klein, zu alt, hätte zu wenig internationale Erfahrung und zu viele Gegentore, wusste man. Vater Dirk Enke
griff beunruhigt zum Telefon. Was denn da alles zu lesen sei,
fragte er den Sohn. Unglaublich das. Robert Enke lachte. Ob
der Vater denn nicht wisse, wie nebensächlich das alles sei.
Was in den Medien stünde und eigentlich Sache sei, wären
bekanntlich zwei verschiedene Paar Schuh.

Das klang abgeklärt. War es die ganze Wahrheit? Denn
natürlich sollten die Weltmeisterschaften in Südafrika Robert Enkes große Spiele werden – der Höhepunkt seiner Sport-
Karriere. Die Medien forcierten von Beginn an eine Neuauf-
lage der bekannten Giganten-Schlacht ums deutsche Tor. Wer
würde der Mann mit den Stahlnerven sein, wer der Stabilste,
Grimmigste, Entschlossenste, um am fernen Kap die deutsche Keeper-Tradition zu verteidigen? Es passt zu dieser Ath-
leten-Generation, vielleicht auch nur zu Enke und Adler, dass
sie die mediale Blase floppen ließen wie einen ausgeleierten
Kaugummi. Keine Aggressionsausbrüche, keine ausgeris-
senen Eckfahnen, keine Kung-Fu-Sprünge, keine linken Attacken. Die beiden traten für das durchsichtige Spektakel
gar nicht erst an. Natürlich waren sie Kontrahenten, spielten
sie mit ›freundschaftlicher Härte‹. Aber dennoch konnte man
freundlich miteinander umgehen. Der Jenaer und der Leipziger standen sich näher als ursprünglich angenommen.
Sie fragten nach, wenn sie von den Verletzungen des anderen
hörten. Keine Posen, keine Zicken, keine Selbstdarstellungen.
Sie lebten das stille Einverständnis, dass Fußball vor allem
eins ist: ein Spiel, das Spaß machen sollte.

René Adler verpasste wegen einer Schulterverletzung die Saisonvorbereitung für 2008, auch Manuel Neuer schien nicht einsetzbar. Robert Enke war in Form und überzeugte in den WM-Qualifikationsspielen gegen Liechtenstein und Finnland. »Das ist meine Chance vorzulegen«, war sein ganzer Kommentar. »Ich werde nie öffentlich sagen, der ist schlechter als ich, oder sonstwie versuchen, einen Kollegen kaputt zu machen, um die Nummer eins zu werden. Ich weiß, was Respekt ist.« Robert Enke war ein Mann mit Geschichte und schien rausgewachsen aus dem Kriegermodell. Er wirkte entspannt, offen, selbstbewusst, hatte sein Profil gefunden. In Interviews berichtete er erstaunlich selbstironisch über frühere Krisen und darüber, dass der Fußball für ihn mit der Zeit etwas anderes geworden sei. »Er ist immer noch ein zentraler Punkt in meinem Leben, steht aber nicht mehr über allem.« Es sah ganz danach aus, als hätte der Mann aus Hannover in diesem Moment in der T-Frage die Nase vorn und würde die geforderte neue Rolle bequem ausfüllen können. Die Zeitungen brachten ihn in Großaufnahmen, dabei lachend. Barcelona und Istanbul schienen vergessen; Druck und Angst waren da, aber offenbar kontrollierbar.

Im Oktober 2008 jedoch erlitt Robert Enke bei einer Faustabwehr im DFB-Training einen Kahnbein-Bruch der linken Hand. »Ich habe gleich gemerkt, dass es etwas Schlimmeres ist«, sagte er. Etwas Schlimmeres? In einer Zeit, wo jeder Tag zu zählen begann? Eine Zäsur, ein Abriss auf dem erhofften Weg nach Südafrika. Im Rückblick sprach sein Manager von »einer ersten Stimmungseintrübung« und bestätigte damit indirekt die 2010 erschienene Tübinger Studie »Gesundheit im Spitzensport« um das Forscherteam von Ansgar Thiel, die in erster Linie vom extremen Abhängigkeitsverhältnis zwischen der Gesundheit und dem Erfolg eines Profisportlers handelt. Mit anderen Worten: Kommt es zu Verletzung, Misserfolg und Ausfällen, bricht dem Athleten – wie die aktuelle Forschung sagt – jeglicher »Kohärenzsinn« weg. Das Leben implodiert, steht unter völligem Sinnverlust, da Körper, Psyche, Wille bis dahin einzig und allein dem System Leistung unterstellt gewesen waren. Jeder zweite Eliteathlet leide dann an psychischen Problemen, heißt es, fühle sich ausgebrannt und kraftlos, beinah ein Drittel hat Schlafstörungen, jeder Fünfte Depressionen. Die überwiegende Mehrheit der Athleten neige dazu, ihre Beschwerden zu bagatellisieren, um so schnell wie möglich wieder einsatzfähig zu sein. »Aufgrund der Fokussierung auf körperliche Leistung werden die Symptome weitgehend tabuisiert«, sagt Ansgar Thiel. »Sobald die sportliche Leistung nicht mehr stimmt, fallen die Athleten in ein tiefes Loch mit teilweise traumatischen Folgen. Die ›harte Männer-Kultur‹ im Umgang mit Schmerzen und Verletzungen behindert die Früherkennung von schwereren Problemen.«

KEEP THE FAITH. Es ist schon einiges über die Einsamkeit des Torwarts auf dem Platz geschrieben worden, über das lange Warten bis hin zum entscheidenden Moment, über sein strategisches Auge, das alles sieht und doch oft nicht eingreifen kann, über Psychoduelle und exzentrische Paraden. Von der Einsamkeit des Torwarts außerhalb des Spielfeldes war eher wenig zu lesen. Die hat der Mann zwischen den Pfosten offenbar mit sich selbst auszumachen. Doch wie erlebte Robert Enke die Wochen nach seiner bösen Handverletzung? Empfand er sie wie den abrupten Stopp in Barcelona, mit dem Gefühl der völligen Ohnmacht? War es ein weiteres Glied in der Kette von Fehlschlägen, die ihm den Weg zum Karrierehöhepunkt verbauten? Nahm er an, dass sich durch diese Zwangspause etwas zu wiederholen begann? Ab wann werden Zeitrisse wie diese unter höchstem inneren Druck selbst zum Akteur und beginnen, an der dunklen Grammatik des Selbst mitzuschreiben?

Noch einmal schien Südafrika wie ein Magnet im Hirn, der die bestehenden Hindernisse auszuschalten vermochte. Die Hand heilte schneller als angenommen. Die Ärzte staunten. Wie so oft bekam Robert Enke eine durchaus heikle Situation – äußerlich jedenfalls – in den Griff, wie so oft funktionierte er. Anpassung an den Druck versprach die Lizenz zum Siegen. Trotzdem hören sich die Berichte über ihn ab Herbst 2008 anders an als sonst. Die einen sagen, dass er »im Training vor dem Tor mitunter einfach liegen blieb, so seltsam erschöpft war er«. Die anderen sprechen von einer »für ihn ungewöhnlichen Euphorie«. Die Dritten gebrauchen das Bild von einer »Lok ohne Führer«. Im Film, der da läuft, sieht man einen Mann Anfang dreißig, mit noch immer auffälligen Kinderaugen. Sein Kopf ist kahlgeschoren, er ist blass und wirkt hagerer als sonst. Beide Jochbeine treten markant hervor. Unweigerlich muss man an das Wort Gestaltwandel denken. Wollte hier etwas sichtbar werden, wovon nicht gesprochen werden durfte?

Man möchte den Film über Robert Enke an dieser Stelle anhalten und sehr langsam zurückspulen. Zu dem Jungen, der mit seinem Ball über die Cospedaer Höhe stürmte und mit aller Leidenschaft die ersten Stadionrunden drehte, zu dem, der begeistert »Bon Jovi« hörte und unbedingt auf eines ihrer Konzerte musste. »Keep the faith«, weiß Robert Gierke, war eine seiner Lieblingsplatten. Doch der Film hält nicht an. Wenn es ein guter Streifen wäre, unternähme er den Versuch, sich mit aller Vorsicht dem System Enke des Jahres 2009 zu nähern, mit Bildern eines Mannes, der unter ungeheurem Druck stand. Bilder, die seine Ängste zeigen würden. Ängste, den Anschluss verloren zu haben, nicht gut genug für das Tor der Deutschen zu sein, den Platz als Nationaltorwart bereits preisgegeben zu haben. Ängste um die Adaption der Tochter, um die Dynamik seiner Krankheit. Vermutlich sähe man die Bilder eines jungen Mannes, der ausgezogen war, um die Welt zu erobern, doch in der Welt, in der er sein Spiel spielte, nicht mehr den nötigen inneren Rückhalt fand. »Es waren seine Sensibilität, seine Art des Fairplay, seine Achtsamkeit im Umgang mit dem anderen, die ihn von Anfang an ausmachten«, sagt der Freund Robert Gierke. »Bei ihm gab es die Idee für eine neue Generation von Spielern. Doch in der Profifußballrealität fand er kein positives Referenzsystem dafür. Das machte ihn still, ohnmächtig. Er zog sich zurück. Und wo sollte er auch hin mit diesem Traum? Wo blieb seine vitale Kraft, die er als Jugendlicher hatte, um sich selbst zu schützen? Was passierte da?«

»Er hatte ein tolles erstes Halbjahr 2009«, sagt sein Manager. »Er war völlig abwesend, wie versteinert«, berichtet ein Freund. Ein anderer erzählt: »Ich habe ihn nie so erlöst gesehen wie im Herbst 2009.« Sätze, die nicht recht zueinanderpassen wollen, als würden etliche Haupt- und Nebenfilme zeitgleich nebeneinander laufen. Und vielleicht war es ja auch so. Nur mit dem Problem, dass all diese Maskierungen, Doppelgleise und psychischen Scheinwelten unendliche Energien schluckten und eine innere Struktur irgendwann implodieren ließen. »Du musst unentwegt das Bild des Erfolgreichen und Starken mimen und weißt nicht, wie du früh aus dem Bett kommst, wie du deine Ängste beherrschst, ob es noch die nächste Stunde für dich gibt. Du zerfällst einfach«, sagt ein Fußballer, der seit Jahren mit seinen Depressionen kämpft.

Mitte September 2009 erhielt Robert Enkes Krankheit nun auch einen Namen, hieß jetzt Campylobacter-Infektion.

Eine bakterielle Mageninfektion, die ihn derart schwächte, dass er über »schnelle Erschöpfung, häufige Mattheit und Schlafstörungen klagte«. Über den neuen Befund sagte der Mannschaftsarzt von Hannover Wego Kregehr im »Spiegel«-Interview vom 18. September 2009: »Wir schließen nach verschiedenen Tests und Untersuchungen bei unterschiedlichen Experten andere Diagnosen aus.« Infektionen, die offenbar keine waren, weitergehende Krankheitstheorien, die ausgeschlossen wurden, ein Nationaltorwart, der todmüde war und trotzdem nicht schlafen konnte. »Zwar hat niemand bisher genau bestimmen können, bei welcher Bruchstelle eine schwere Depression einsetzt, aber wenn man sie erreicht hat, gibt es kein Vertun mehr«, schrieb Andrew Salomon in »Saturns Schatten. Die dunklen Welten der Depression«.

12. August, 9. September, 10. Oktober, 14. Oktober. Für die Nationalmannschaft lief in diesen Wochen der WM-Qualifikations-Showdown. Robert Enke wurde zwar nominiert, aber sein Einsatz blieb ungewiss. Das Spiel gegen Aserbaidschan gewann man, ohne ihn. Für den 10. Oktober war die Begegnung mit Russland angesetzt, bei der entschieden wurde, ob sich Deutschland direkt für die Weltmeisterschaften qualifizieren würde. Doch nach Moskau flog nicht Robert Enke, sondern René Adler. Nach dem Spiel, das die Deutschen mit 1:0 gewannen, titelten die Blätter: »Adler überragend!«, »Mit Weltklasse-Paraden hielt der Leverkusener den Sieg fest!«, »Ganz klar: In dieser Form ist Adler als Nummer 1 in Südafrika gesetzt!«

»Er hatte morgens wieder ähnliche Symptome wie in Barcelona: Angst vorm Aufstehen, Versagensängste, Panik – das potenzierte sich«, sagte Enkes Manager über die speziellen »Infektions«-Wochen im Herbst 2009. Das sei ein Strudel gewesen. Was ist ein Seelenstrudel? Die Diffusion verschiedener Identitäten, Ohnmacht, Angst vor dem Deisler-Stigma, die innere Ortlosigkeit, die blanke Verzweiflung? Es sind die Filme, die man nie zu sehen bekommt. »Glück schreibt mit weißer Tinte«, weiß der Hochdepressive Woody Allen. Doch Verzweiflung schreibt ein Schwarz, das auch nicht mehr lesbar ist. Als ob dem Film über Robert Enke plötzlich die Zeit fehlen würde, als ob er selbst in den Strudel geraten ist. Für die Länderspiele gegen Chile und die Elfenbeinküste am 14. sowie am 18. November 2009 wurde der Mann aus Hannover nicht mehr nominiert. Sein Trainer Andreas Bergmann, meldeten die Medien am 6. November 2009, protestierte: »Ich bin damit nicht einverstanden. Eine Berufung wäre ein wichtiges Signal für Robert gewesen.« Doch der Torwart selbst hatte für das ausbleibende Zeichen schon eine eigene innere Übersetzung gefunden. Das Nein war maximal noch ein Auslöser, mit lediglich statistischem Wert. Der innere Schattenkrieg war entschieden. Robert Enkes Weg auf die Gleise am 10. November 2009, keine 200 Meter vom Grab seiner Tochter Lara entfernt, liest sich wie ein Akt höchster Aggressivität, der demonstrativ über sich hinauswill. Es ist ein passiver Tod. Ein Tod durch eine Lok, eine Maschine, etwas Abstraktes, mit einem Schuldfantasma, das weiterhin strudelt, mit Tabus, die erst noch aufgenommen und verstanden werden wollen.

15. NOVEMBER 2009. Ein milder Novembertag mit einem lockeren Blau über der AWD-Arena in Hannover. Es war Volkstrauertag und der Abschiedstag von Robert Enke. Seit Tagen tönte der Boulevard, dass dem Land der größte Abschied seit Konrad Adenauer bevorstehen würde. 45 000 kämen ins Stadion, 60 000 folgten in der Stadt der Trauerzeremonie. Letzten Endes kamen 35 000 Menschen in die Arena, um von ihrem Idol Abschied zu nehmen, ein paar

Hundert sah man beim Public Viewing in der Stadt. Dennoch: Fünf Fernsehsender übertrugen live. An den Stadionkiosken, wo an Spieltagen Bier verkauft wird, gab es kostenlosen Kaffee und Trauer-Butterkuchen. Im Stadion standen zwei leere Tore und ein Sarg. Um ihn herum viele weiße Bänder, weiße Tücher, weiße Kerzen, weiße Kränze, weiße Vasen und ein Meer an weißen Rosen. Vor dem Eichensarg in Natur lag ein als Herz gebundener großer, weißer Rosenkranz.

Bis auf eine Werbung hatte man im Stadion alle anderen abgehängt. Einzig der Stadionsponsor, größter »Finanzoptimierer« der niedersächsischen Landeshauptstadt, bestand auf seinem Heimrecht und ließ über Robert Enkes Sarg am Oberrang unübersehbar der Spruch: »Mehr Siege – mehr Tore – mehr Netto!« hängen. »Wer auch immer dafür verantwortlich ist«, schrieb Ralf Wiegand in der »Süddeutschen Zeitung«, »dass da ein einziger Konzern nicht auf sein Recht an der Bandenwerbung verzichtet im Moment des größten Schweigens und der tiefsten Andacht ..., holt doch gleichzeitig alle Fantasten in die Wirklichkeit zurück.«

Man spürte, dass ab nun die Geschichte hinter der Geschichte begann oder sie bereits dabei war, ihren Tribut einzufordern. Das Geschäft mit der Trauer würde unweigerlich dazugehören. Im Stadionrund sah man viele bewegte, weinende Gesichter, aber im selben Atemzug eine befremdlich wirkende Inszenierung. Nicht wenige im Land fragten sich, ob man noch im richtigen Film sitzen würde. Thomas Schmid, Chefredakteur von »Die Welt«, wurde in seinem Kommentar »Entglittene Maßstäbe« im Hinblick auf den Event-Abschied grundsätzlich: »Nein, das hätte nicht sein müssen, nicht sein sollen. Man kann Gesten der Trauer so überdehnen, dass sie das Ungehörige streifen ... Es war ein

Fehlgriff, den toten Robert Enke wie einen König aufzubahren ... Das hätte kein halber Staatsakt sein dürfen – der durch die Anwesenheit des Bundesinnenministers fast zum ganzen Staatsakt wurde. Noch immer hat der Trauertsunami, der über Deutschland und Hannover ging, etwas Rätselhaftes. Und man hätte den Verantwortlichen – auch der Frau Robert Enkes – Kraft und Mut gewünscht, der sich selbst verstärkenden Trauerspirale nicht nachzugeben.« Auch aus dem Sport selbst meldete sich deutliche Kritik. Sicher, durch Robert Enkes Tod sei ein lange Zeit nur privat verhandeltes Thema wie Depression ein gesellschaftliches geworden. Doch ansonsten? Markus Babbel, bis Dezember 2009 Trainer von Stuttgart, äußerte vier Wochen nach dem Tod von Robert Enke überaus klar: »Die Branche hat nichts gelernt. Alle Aufrufe nach mehr Menschlichkeit sind in diesem Sport nichts anderes als Heuchelei.«

2. EINST STOLZE, SCHÖNE SCHIFFE
UTE KRAUSE

Ich bin nicht zu Hause, und ich werde dort nie mehr sein.

Antonin Artaud

HORIZONTE UND BRÜCKEN. Die Mittagswellen auf dem Barleber See nördlich von Magdeburg, das kräuselnde Geräusch, seine ruhige Seite: Es war ihr erster Blick aufs Wasser. Der Barleber Kiesbaggersee, in den Dreißigerjahren im Zuge des Hitler'schen Autobahnbooms entstanden, gehörte zu den sozialistisch gewandeten Wochenendidyllen im Anhaltinischen. Hartgekochte Eier und Bouletten waren ein Muss, die kurze Zugfahrt und der Weg durch den Wald unumgänglicher Bestandteil jener Erwartungen, die am Ende zu einem ganzen Sommer wurden.

Der Barleber See war ein richtiger Sommermädchensee. Wenn an schönen Tagen die kichernden Gören ohne Zögern die alte Badeanstalt hinter sich ließen, zog es sie zur hinteren, unbewachten Seite des Sees. Dort legten sie die Köpfe quer zur Wasseroberfläche und warteten, bis das Flirren der Wellen zu erzählen begann. Wovon? Von großen und kleinen Wünschen. Warum nicht für bare Münze halten, was das Leben draußen auf dem Wasser versprach? Weite, Kühle, Stille, eine andere Kindheit, warum nicht auch Wunder? Die Mädchen lagen also gemeinsam auf den Decken und hielten Ausschau. Wer konnte schon so genau wissen, was kam?

Mit fünf Jahren – es war im Jahr 1967 – lernte Ute Krause schwimmen. Eintauchen, ohne festen Boden sein, im Gleiten mit sich eins werden, später mit dem Wasser. Sie mochte das Gefühl, auf diese Weise leicht zu werden: schwimmen, untertauchen, im Wasser Land gewinnen. Es war ein Anfang, sagt sie heute, wie der Beginn einer Reise. Als Mädchen habe sie sich für alles Mögliche interessiert, gern und schnell gelernt; vieles sei ihr leicht gefallen, einfach so zugeflogen. Frech, stolz, unbedingt, eigensinnig sei sie gewesen. Ein richtiger Wildfang eben. Sie erinnere sich daran, dass sie im Kindergarten immerzu eine Brücke schlagen musste, eben mal so, aus reiner Freude. Aber auch, um den anderen zu zeigen, was das sei, so ein Bogen in der Luft, und dass die Welt damit absolut auf dem Kopf stehen würde. Vor allem aber liebte sie die dunkle Elbe, die in ihrer Kindheit vor lauter Chemie mulmig gärte. Es war der Fluss, der ihre Stadt teilte und mit dem sie um die Wette laufen konnte. Über dem stinkenden Fluss davonkommen, das hatte sie sich oft vorgestellt.

Wenn die Tante manchmal in den Magdeburger Plattenbau »Nordfront« zu Besuch kam, hörte das Mädchen durch die Küchentür des Öfteren den Satz: »Hört mal! Mit der müsst ihr was machen. Die brennt euch sonst durch.« Die Eltern reagierten hilflos. Der Vater, Mechaniker, hatte die Lust an der Tochter verloren, als diese zu sprechen begann und womöglich hätte erzählen können, was doch ohne Sprache bleiben sollte. Die Mutter, Wirtschaftskauffrau, wusste ihre wilde Tochter oft nur mit Strenge und deftigen Backpfeifen zu bändigen. Das Mädchen saß zwischen beiden, fühlte sich fremd, nicht dazugehörig, langweilte sich und hatte Zeit genug für eigene Gedanken: Wenn ich groß bin, bin ich ganz weit weg, mache ich alles ganz anders, bin ich frei, das heißt: ohne Ende glücklich.

WASSERTIERE. Im September 1973 wurde Ute Krause auf die Kinder- und Jugendsportschule in Magdeburg aufgenommen. Ein langgehegter Wunsch, so stark, dass er in der Küche stampfend gegen die Mutter durchgesetzt wurde. Das Mädchen liebte seinen Körper in Bewegung, wollte ihn so von morgens bis abends, jedenfalls mehr als bisher. Toben, spielen, laufen, springen, schwimmen, turnen, den ganzen Tag mit Gleichaltrigen sein. Dafür war so eine Schule ja da, dachte es sich. Die Trainer beratschlagten. Laufen? Springen? Stimmt schon, das Mädchen hatte Talent. Aber wofür war es richtig? Letzten Endes entschied man sich, Ute Krause in die Sektion Schwimmen zu geben. Wollte sie das? Sie zuckt heute mit den Schultern. Schwimmen lag ihr schon, sagt sie, aber eigentlich hätte sie gern alles gemacht: springen, rennen, Ball spielen, vor allem aber turnen. Vielleicht würde es ja noch etwas Schöneres geben, als eine Brücke zu schlagen?

Ihr neues Zuhause wurde die große, neu gebaute Magdeburger Schwimmhalle. Hier war zwar keine See mehr in Sicht, der kurze Barleber Horizont und die eigentümliche Trägheit der Sommer waren auf die Größe eines blau gekachelten Beckens geschrumpft, aber schwimmen war schön, die pure Harmonie mit sich und dem Wasser. Zum Wassertier werden, sich die Wellen selbst machen, den Traum von der vollkommenen Bewegung träumen, vor allem aber ihn real machen.

Ab sieben Uhr früh gab es die knappen Anweisungen der Trainer, die metallisch klingenden Hallengeräusche, den Geruch von Chlor und die endlosen Bahnen im Wasser. »Du wirst Olympiasiegerin!«, wussten die Männer. Sie sagten es jeden Tag neu, wanderten mit ihren Kontrollblicken die Bahnen ab. Ab Herbst 1973 - Ute Krause war elf - standen am Beckenrand auch Plastebecher mit abgezählten Vitaminen: gelbe, weiße, rote, blaue. »Der Körper verbraucht viel, also muss er viel bekommen. Fürs Schwimmen braucht man Kraft!«, hieß es. »Gerade jetzt, im Winter, wo es nichts gibt, kein Obst, kaum Gemüse, müsst ihr euch richtig ernähren. Gerade jetzt sind die Pillen wichtig. Strengt euch an! Ihr wisst, dass es sich lohnt!«

»Ich spürte die Blicke der Trainer«, sagt sie, »wenn wir das Becken verließen und die Tabletten schluckten. Die Dinger waren lästig. Wir kriegten sie kaum runter, vor allem schmeckten sie nicht. Ich ruderte im Wasser, kämpfte gegen mich und die zu schnell verfließende Zeit.« – »Du warst Asche!«, gellten die Männer am Beckenrand. Wieder hatte sie die vorgegebenen Zahlen verpasst. Erschöpft schlug sie mit der Hand gegen die grüne Kachelwand, zog den Kopf tief unter Wasser, wollte möglichst weit weg tauchen, einfach unerreichbar sein.

»Das waren nicht gerade Pferdeflüsterer«, meint Ute Krause heute. »Eine Dressur von Fohlen; alles nach Schema F. Parieren, Zurechtschneidern, Einpassen. Schon allein der Morgen in der Schwimmhalle, ihr unentwegtes Schreien. Wir waren doch Kinder!«

KÄSTEN UND WEIHEN. Das Jahr 1974. Das Mädchen war zwölf, bald wurde es dreizehn. Die Tage gehörten dem Wasser. Mit einem Mal aber lag es gut in der Bahn, schlug es schneller und schneller an. Die Trainer stoppten, fuchtelten mit den Armen: Los, einen Zahn zulegen! Da geht noch was! Manchmal glaubte es, die Männer am Beckenrand schreien zu hören: Die Arme enger führen, den Rücken höher, komm schon, höher, noch höher! Ute Krause versuchte es, wollte alles richtig machen, kämpfte, schindete sich. »Das Schwimmbecken war mein Korsett«, sagt sie. »Klar war ich ehrgeizig, auf Anerkennung aus, und ich brauchte sie auch. Der Sport war für mich der Versuch, Distanz zu den Eltern zu bekommen. Dazu kam die Sehnsucht nach Zugehörigkeit, nach einem Zuhause. Ich war zehn, elf Jahre alt. Der Badeanzug in der Kabine war noch nass, wenn ich am Morgen in die Schwimmhalle kam. Jeden Abend nach dem Training fuhr ich völlig ausgepumpt mit dem Fahrrad nach Hause. Vater und Mutter saßen schweigend beim Abendbrot. Ich kaute an meinen Broten, erzählte nichts von den Tagen im Wasser. Die beiden hätten mich auch nichts gefragt.«

Als Ute Krause vierzehn Jahre alt war, wurde sie in den Kaderkreis II aufgenommen, in eine Trainingsgruppe, die nur noch aus vier Mädchen bestand. »Alles potenzielle Olympiasieger«, sagte man zu ihr. 1977 berief man sie in den Olympiakader. Mit Reden, Blumen, Beifall und vor versammelter Mannschaft. »Ich weiß, dass das heute eigentümlich klingt«, sagt sie, »aber für mich war es eine richtige Weihe. Jetzt hatte ich einen richtigen Auftrag, gehörte zu denen, die nach Moskau, zu den Olympischen Spielen, fahren. Das war ein großer Moment. Nach der Feier saß ich still, stolz, allein mit Blumen und Urkunde in der Kabine. Als ich mich fürs Training umzog und mein Blick in den Spiegel fiel, sah ich mich wie fremd: riesige Schultern, ein harter, muskulöser Bauch, kompakte Oberarme, ein dicker Nacken. Von Frühjahr bis Sommer 1978 hatte ich fünfzehn Kilo zugenommen.« – »Was bist du aber auch breit geworden!«, staunte die Tante, die sie eine Zeit lang nicht gesehen hatte.

1978. Es war das Jahr, in dem Ute Krause über 100 und 200 Meter Rücken unter die ersten Zehn der Welt kam. Die Tage rochen nach Sieg und kribbelten vor Erwartung. Die Funktionäre im Sportclub klopften ihr bei jeder sich bietenden Möglichkeit auf die Schultern. Doch ihr Kopf kannte nur noch eins: Wenden, Wenden, Wenden. Ihr Leben war zu einem Kasten aus Wasser geworden. Sie wollte Zeit für sich haben, mit Freunden sein, in der Sonne liegen, vor allem aber nicht jeden Tag unförmiger werden. 15 Kilo mehr in nur drei Monaten? Wie sollte das gehen? Als sei sie aus sich selbst herausgefallen. Nichts ging mehr von selbst.

NUR STILLE. »Als die Saison zu Ende war, lag ich zu Hause auf dem Bett in meinem Zimmer und starrte vor mich hin. Ich sah nur diesen einen roten Punkt auf dem Teppich, stundenlang, hörte Stimmen, Fernsehgeräusche, das Klappern von Geschirr, die Autos draußen. Ich wusste, dass es das alles gab. Aber es gab diese Welt nicht für mich. Sie zog an mir vorbei wie die sich ewig kräuselnden Wellen des Wassers. Ich lag in meinem Zimmer, hielt mich fest, am Nichts, an irgendeinem Fleck, der mir der sicherste Ort der Welt zu sein schien. Ich tat nichts, und vor allem konnte ich auch nichts tun. Das Einzige, wofür ich in dem Sommer noch Energie aufbrachte, war mit dem Hungern zu beginnen.« Wenn sie ihren alten Körper wiederhätte, dachte sie, könnte sie wieder das Mädchen sein, das Brücken schlägt. So ein Bogen in der Luft, was gab es Schöneres? Und vor allem die Brücke, diese umgekehrte Welt, halten, solang es ging. Das war's. Darum ging es. Sie brauchte diese Freude. Also hungerte sie. Mit Erfolg. Nach dem Sommer hatte Ute Krause ihr altes Gewicht wieder und 15 Kilo abgenommen.

1979, das Jahr vor Moskau. Pläne, Zahlen, Listen, Versammlungen, das Einschwören aufs Siegen. Siegen gegen den Klassenfeind. Und ein Trainingslager nach dem anderen. Eins davon war in Lindow, Neuruppin. »Fünf Einheiten heute«, meinten die Trainer. »Zwanzig Kilometer, volles Rohr!« Fünfmal zwei Stunden. Die Anweisungen bedeuteten: ochsen, kämpfen, rudern, strampeln. Für sie hieß das: alles dicht machen und irgendwie durchkommen. »In der letzten, der zehnten, Trainingsstunde kam es mir so vor, als würden sich meine Trainingsjahre, all der Druck, die Schinderei, die Ängste zu einem einzigen Klumpen zusammenschieben. Ich hielt die Luft an. Alles in mir stockte. Mein Kopf ließ mich gnadenlos Revue passieren: ich, rudernd durch die Wassermassen; ich, jubelnd mit einem aus dem Wasser gereckten Arm; ich, atemlos stampfend durch die Wasserleere; ich, frierend in der Wasserkälte; ich und die Wassergeräusche, der Wasserdruck, die Wasserschmerzen, die Wasserfluchten, die Wasserfarben, das Wasserlicht.«

Zehn, zwanzig, dreißig Meter schleppte sie sich noch. Dann war es entschieden: Stopp! Aus! Vorbei! Das war's mit dem Schwimmen. Sie tauchte wie in Zeitlupe – quer, quer, quer – unter alle Bahnbegrenzungen durch zum Beckenrand. Ihre rechte Hand tippte ein letztes Mal an die Wand, als würde sie damit ihre Kindheit abwinken. Dann stemmte sie sich aus dem Wasser, sah sich kurz um, spürte nichts, hörte nur ihren Atem, setzte sich auf die Beckenkante, beobachtete lange die grünen Kacheln am Boden. Als würden sie endlos weiter schwimmen, unbeirrt der Ziellinie entgegen, als dürfte es kein Anhalten geben. Die gewohnten Hallengeräusche, die eigenartig schrillen Pfiffe, die Männerstimmen, die stampfenden Körper im Wasser. Alles wie immer und doch so unendlich weit schon von ihr entfernt. »In mir war nur Stille.«

Jene Stille, wie kurz vor dem Start eines Wettkampfs. Sie steht auf dem Block und wartet auf den Schuss. Sie sieht niemanden um sich herum. In dieser Welt ist sie vollkommen allein. Die Stille, wie in den Sommern am Barleber See, mit ihren Träumen auf den Rücken der Vögel, ganz weit draußen. Die Stille, wenn ihr Körper Brücken schlug, um die Welt kopfstehen zu lassen. Ihre Stille, die einmal als innere Reise begonnen und sich Schwimmen genannt hatte.

Es war etwas, was sie über alles mochte, das sie liebte, weil es wirkliche Verwandlung bedeuten konnte. Stille, die sie rief und ihr sagte, es wird noch etwas anderes geben als Pfiffe und Drill. Sie saß am Beckenrand, sah ins Wasser, weit durch den Grund, der sehr klar war. Als die Trainer kamen, sagte sie nur einen einzigen Satz: »Egal wie, da gehe ich nie wieder rein.«

Fünfundfünfzig Schritte bis zur Kabine. Blicke, die sie mieden. Gespräche, Vorwürfe, Druck. Man sprach von Moskau, dem Auftrag, von ihr als der großen Hoffnung. Als Ute Krause spät in der Nacht das Gelände des Trainingslagers verließ, um ein bisschen Luft zu schnappen, wehte ein beißender Wind. Sie folgte dem Mädchen, das sich früher am Barleber See auf der Decke so gern gelangweilt hatte, das sich jede Menge Geschichten ausgedacht hatte, damit sie für lange verloren über dem Wasser umherirren konnten. Was sollte aus ihnen werden, und was aus ihr? Sie streifte lange durch die Straßen. Die Entscheidung, den Sport an den Nagel zu hängen, war das eine. Was aber wurde aus einer, die im Land der großen Olympiasieger nicht zum Olympiasieg taugte?

Um sie herum schwamm die Zeit fort, in ihr stand sie still. Sie wusste nichts von einem Leben, das andere einfach Normalität nennen würden. Sie wusste nur, dass es kein Wettkampfbecken mehr gab, keine Hast, keine nassen Badeanzüge, kein Funktionieren, kein Zeitreglement, keine Schreie am Beckenrand. Es war ein Cut, hart und ungeschützt, und zugleich wie kalter Entzug. Denn worum es bei den Tabletten am Beckenrand gegangen war, wusste Ute Krause damals nicht.

»Ich will, dass diese Geschichte weitererzählt wird, so wie sie war. Es ist keine schöne Geschichte. Jeden Morgen dachte ich, nun wird es ja besser. Immerhin war es deine

Entscheidung. Fängst halt neu an, geht doch vielen so, immerzu, überall.« Aber was heißt das: anfangen? Sie dachte, dass man das spüren müsste, so ganz von innen heraus, sehr deutlich, wie etwas beginnt. Aber sie fand nichts in sich. »Nachdem ich gehungert hatte, fing ich an zu essen, nein zu stopfen, immer mehr, immer öfter, immer schneller. Heute würde ich sagen, ich wechselte einfach das Programm, ersetzte das davor durch ein nächstes, schwamm auf einer anderen Ebene weiter, durch die Leere hindurch, ein Training ohne Grenze. Die Rhythmen waren sehr exakt: voll, leer, rein, raus, essen, kotzen. Immer wieder. Sooft ich konnte. Ein 24-Stunden-Job. Das Wort Bulimie war zu DDR-Zeiten höchstens Ärzten bekannt.«

1980. 1981. 1982. Die Jahre ihres Abiturs. »Wenn ich mich an diese Zeit erinnere, dann bestenfalls an ein paar Bildfetzen: Wie ich in der Schule versuchte, ein nettes Pseudo-Bild aufrechtzuerhalten, wie ich immerzu lachte, hilfsbereit war, begeistert tat und dabei pausenlos log, weil ich an nichts anderes denken konnte als ans Fressen und Kotzen. Ich hatte keinen Plan, keinen Weg, keinen Horizont.« Das Einzige, was sich offenbar tatsächlich ereignete, war, dass Ute Krause das Abitur irgendwann in der Tasche hatte. Warum? Wieso? Wodurch? »Keine Ahnung.«

HÄUFCHEN UND MAGIEN. »Mag sein, dass das Ganze etwas umständlich klingt, aber für mich war es ein bisschen wie mit der Sprache, den Wörtern.« Indem sie sich ein Wort laut aufsagte, das bisher in ihr verborgen gelegen hatte, passierte etwas dabei. Vielleicht war es sein Klang, vielleicht sein Sinn, vielleicht das, was an ihm hing oder sich hinter ihm versteckte. Sie drehte und wendete es und stellte dabei fest, dass sie es gar nicht kannte. Die Form nicht, die Farbe nicht, nichts von ihm. Doch da sie es laut aufgesagt hatte, schien es, als ob etwas bisher Kaltes weicher, wärmer geworden war. Sicher, nur für diesen Moment, aber dennoch. Gleich darauf zerrann es wieder, tropfte langsam durch ihr Inneres hindurch und löste sich schließlich wie Schneeflocken auf der Zunge auf. Am Ende blieb nur eine Art Abdruck, etwas wie ein Fleck, wie eine alte Narbe oder ein gestopftes Loch. So war es mit allem, mit jedem Tag, jeder Begegnung, jedem Gespräch. Sie sammelte das Erlebte wie Strandgut oder Angeschwemmtes, sortierte, legte Häufchen, pustete alles wieder auseinander, fügte neue Häufchen, um sie ein nächstes Mal zu zerstreuen. Als konnte sich nichts und niemand entscheiden, bei ihr zu sein. Als hätte ihr Inneres kein Selbst, um zu bleiben.

1982 begann sie ein Studium an der Pädagogischen Hochschule in Magdeburg für die Fächer Geschichte und Sport, das sie überhaupt nicht interessierte. Wie auch. »Ich war besessen vom Fressen. Regelrechte Orgien waren das. Nudeln mit Öl, das war das Beste, weil Billigste. Es brachte Masse. Das viele Essen in der Küche, Berge von Essen. So sinnlos. Ich stopfte mit dem Gedanken: Es ist so sinnlos. Es war immer dieselbe Prozedur: Stopfen bis zum Platzen, Kotzen, Leerwerden, dann die Taubheit, das Zittern, die Kälte, die Scham.«

Heute, sagt sie, sei ihr klar, dass das ein Kampf war. Etwas wollte leben in ihr, aber schaffte es nicht, hatte einfach nicht die Kraft dafür, verweigerte sich. »Ich ekelte mich, vor mir, vor dem, was in meinem Körper herumgiftete. All das sollte heraus, aus jeder Pore. Etwas war mir zu nah gekommen, war durchgebrochen. Damals dachte ich jeden Tag, was mit mir ist, ist längst entschieden. Eigentlich bin ich schon nicht mehr da.« Wenn das Leben ein Desaster ist, hat man alle Möglichkeiten, es noch schlimmer zu machen. Man wird sie alle nutzen, alles ausprobieren. Das geht immer noch weiter, ist irgendwann etwas anderes, jedenfalls kein Leben. Etwas in ihr war größer, gieriger als sie selbst, schlug immer wieder durch.

»Ich weiß noch, dass es im Jahr 1983 war, als ich anfing, mich für Straßenbahnen und große Lastkraftwagen zu begeistern. Sie zogen mich magisch an.« Sie ging nicht zum Studium, sondern lief tagelang durch die Stadt. Sie hörte das Tackern der Zeit, hörte etwas in sich pochen, hörte die Geräusche dieser großen Maschinen und wollte nichts anderes, als die verschiedenen Geräusche in Einklang zu bringen. Etwas sollte zusammenkommen, das über sie hinausging. »Nie wäre ich darauf gekommen, dass das Suizidgedanken waren.« Ein Lehrer der Hochschule nahm die Studentin nach einer Vorlesung mal zur Seite und gab ihr die Telefonnummer eines Psychiaters in der Medizinischen Akademie in Magdeburg. »Als ich den nach einem meiner Straßenbahntrips anrief, weil ich dachte, ich halte es keine Sekunde mehr länger aus, fragte er nur: ›Schaffen Sie es hierher, oder soll ich Sie mit der Polizei holen lassen?‹« Sie kam für drei Monate in die geschlossene Psychiatrie, saß dort wie unter einer Käseglocke, durfte basteln, stricken und hatte wieder eine Schachtel Tabletten vor sich. »Die volle Dröhnung.« Man probierte alles Mögliche. Irgendwelches Zeug, das sie zu schlucken hatte. Sie dämmerte damit so vor sich hin, lief durch die grauen Flure der Klinik, wie sie früher die Bahnen abgeschwommen war. Ein Kreiseln in der Zeit. Die viele Chemie. Wie bekannt ihr das vorkam. »Aber ich konnte mich nicht wehren, schaffte es einfach nicht. Wieder geschah etwas mit mir, bei dem ich keine Chance hatte, einzugreifen.«

»Es heißt, dass das Leben klug macht und dass das Schreckliche reinigt, wenn man es überlebt. Ich halte nichts von solchen Sätzen. Es geht mir nicht darum, trostlose Geschichten zu erzählen. Schrecken haben wir in dieser Welt genug. Aber ich will diese Geschichte erzählen, bis zum Ende, weil ich sicher bin, dass nicht jede Erfahrung gemacht werden muss. Es muss nicht alles gelebt werden. Ich war elf, als die Trainer uns die Tabletten gaben. Männliche Sexualhormone, im Grunde Drogen, die sie Vitamine nannten. Wir konnten nicht wissen, was das war.«

DIE INNERE. Als Ute Krause im Sommer 1984 die Klinik verließ, brach sie ihr Studium ab. Vielleicht das Wichtigste, was sie nach der Dämmerzeit in der Psychiatrie für sich tun konnte: nicht mehr bimsen, nichts mehr ableisten müssen, nicht mehr auf Druck funktionieren. Sie entschied sich für die Altenpflege. In die Gesichter der Alten sehen, ihren Abschied begleiten, ihre Eigenheiten annehmen. Sie machen lassen, was sie eben so machen können. Ihnen ihren Rhythmus, ihre Langsamkeit lassen. Es war eine Welt, die sie bisher nicht kannte. Und ein Anfang. Die Alten in den Zimmern: graue Haare, offene Beine, ein schiefes Lachen, Narben, Geschichten, stilles Glück, Bitternisse. Hinter all den Türen in dem Haus eine einzige Versammlung von abgelegtem Leben: ungewaschen, unbeachtet, unsortiert, die einen missmutig, die anderen noch immer eisern Contenance wahrend. Einst stolze, schöne Schiffe, nun gestrandet und in Einzelteile zerfallen. »Es war gut«, sagt Ute Krause, »zu den Alten zu gehen. Sie hatten nichts zu tun mit der Zeit. In ihrem Bettenleben griff kein Programm.« Sie lagen herum, dösten, sabberten, vor allem redeten sie, immerzu. Weil sie eben auch viel zu erzählen hatten. »Oft war ich die Einzige, mit der sie überhaupt noch Kontakt hatten. Niemand kam mehr zu ihnen. Deshalb freuten sie sich auf mich. Und ich mich auf sie. Sie gaben mir das Gefühl, dass ich gebraucht wurde.«

An einem Abend, sie arbeitete bereits etliche Jahre im Städtischen Pflegeheim, bereitete sie wie jeden Abend das Essen vor und sortierte die Medikamente für die Nacht. Sie hatte hunderte Nächte in dieser Weise vorbereitet. Als sie einer Frau ihre Ration geben wollte, rutschten ihr die Tabletten aus der Hand: zwei gelbe, zwei weiße, zwei blaue. Sie hatte sie nicht gut greifen können. Die beiden lachten. Ute Krause suchte die Medikamente zwischen der Decke heraus, und dann waren es genau diese blauen Tabletten, die die Trainer ihr am Beckenrand verteilt hatten. Bei denen sie jedes Mal dabeistanden, wenn sie sie nehmen musste. In dem Moment, als sie der Frau die Tabletten zum zweiten Mal in die Hand drückte, zog sich die Zeit zusammen, war ihr klar, worum es damals gegangen war.

War es wirklich so? Sie zögert. »Nicht wahrnehmen können oder dürfen, was passiert ist«, sagt sie, »ist das eine. Nicht wahrnehmen wollen das andere.« Sie hatte sich eingekapselt in ihrer Bulimie, in den Rhythmen, der Leere. Nichts schien leiser, nichts wirksamer. Jede Pore, jede Faser, jede Schicht war besetzt davon. »Ich kann das jetzt erzählen, weil es sowieso nicht zu erzählen ist. Solange die Leere im Satz sitzt, ist sie es nicht.« Kommt man hinter die Sätze? »Haben wir Angst, uns zu sagen, was das bedeutet, dem eigenen Leben entrissen zu sein, völlig entmächtigt zu werden? Ja, haben wir.« Und es gibt auch kein Bild dafür. Doch das Nichtbild verdichtet sich. Aus ihm entsteht eine Form, ein Gesicht, eine Gestalt.

»Heute hätte ich vielleicht Worte dafür, damals wusste ich nichts, blieb alles unbearbeitet, ohne Sprache. Das Einzige, was mich unentwegt in Schach hielt, war dieses Wesen in mir: konkret, wütend, abgründig. Ich nannte sie die Innere, weil ich keinen besseren Namen für sie hatte. Sie ging hausieren in mir, richtete sich ein, als sei ich ihr

Eigentum. Sie brachte mir bei, wie man unsichtbar wird, wie man verschwindet für die Welt, wie man sich mehr und mehr einsperrt, wie man lernt, einen Kokon um sich zu spinnen. Jahre wie Watte, dumpf und schmerzend, ein Leben wie ein Abszess.«

Warum sie das erzählt? Weil im Juli 1987 Katja geboren wurde. Weil Ute Krause dieses Kind unbedingt wollte. Weil sie mit ihm noch einmal anfangen wollte. Weil sie sich zeigen wollte, dass das noch geht, eine Brücke zu schlagen, wie früher. Weil sie diese Freude wieder haben wollte, das Prickeln, wenn die Welt kopfsteht. Weil sie dabei sein wollte, wenn Katja das leben wird, was man ihr gestohlen hatte, das Wilde, Eigensinnige, Freie. »Ich wollte da sein und dafür sorgen, dass sie eine richtige Kindheit hat, dass sie glücklich wird. Weil Katja Hoffnung war und für mich Zukunft bedeutete.«

»Was soll das mit der Bulimie? Wer hat von den Mädchen heute nicht mit Essstörungen zu tun? Krank sind die doch alle, höre ich immer wieder. Die blauen Tabletten bei der alten Frau. Danach begann ich zu lesen. Wie einem eine Sucht gemacht wird und wie alles begann: 1974, DDR-Staatsdoping mit einem Chemie-Programm für annähernd 12000 Athleten. Heute weiß man das ja alles. Aber worüber noch immer wenig zu lesen ist, sind die psychischen Folgen der Chemie.« Obwohl Anabolika schon lange auf dem Markt sind, existieren – sicher nicht zufällig – noch immer keine validen Langzeitstudien dazu. Wissenschaftlich gesichert ist lediglich, dass sie als männliche Sexualhormone unmittelbare Wirkung auf das Zentralnervensystem haben. Steroide sind Hirnstimulanzen. Sie wirken wie Drogen. Einerseits steigern sie Leistungsbereitschaft und Euphorie, produzieren also hormonell induzierte Aggressivitäten, in Deutschland als »Testo-Koller« oder »Pillenwut« bekannt, in den USA als »steroid rage« oder »roid rage«. Andererseits folgen auf diese rauschhaft aggressiven Phasen, die oft zu sportlichen Höchstleistungen, mitunter aber auch zu extremer Gewaltbereitschaft führen, starke Stimmungswechsel, Leere, schwere Depressionen, Psychosen, Schizophrenien, alle möglichen klassischen Suchtmuster. Zu den psychotropen Wirkungen von Steroiden gehört auch, dass kognitive Faktoren wie Gedächtnisleistung, Urteils- oder Konzentrationsfähigkeit durch sie deutlich reduziert werden.

»Mit Ausnahme starker Schwankungen des Hormonspiegels setzen die psychischen Veränderungen nach Steroidvergaben eher verzögert ein«, heißt es in einer Studie. »Deshalb werden diese Veränderungen vom Anwender selten im direkten Zusammenhang mit Anabolika gesehen. Aufgrund der drogenähnlichen psychischen Wirkungen anabol-androgener Substanzen auf das Zentralnervensystem kann eine irreversible neuronale Schädigung bzw. Prägung nicht ausgeschlossen werden. Die psychischen Effekte können, falls dem Anwender die Gefahr bei Einnahme der Stoffe nicht bekannt ist, schwerere Folgen haben, als wenn eine entsprechende psychische Veränderung erwartet wird, weil Kompensationseffekte durch Bewusstwerdung der Veränderung und ihres Auslösers wegfallen.«

»Entzug der Originale nenne ich dieses großangelegte Drogenprogramm im Osten«, sagt Ute Krause. »Wir sollten uns gründlich abhanden kommen. Ein Programm mit Kindern und Heranwachsenden, vor allem mit Mädchen und jungen Frauen, in einer Zeit, wo ihnen das Leben platzt, alles offensichtlich wird, in der sie vor allem eins brauchen: Schutz und Fürsprache. Nein, tut mir leid, eine richtige Befreiungsgeschichte kann ich Ihnen nicht bieten. Ja, sicher, für mich gab es den Herbst 1989 auch – die Freude, Öffnung, Neugier aufs Leben. Eine Hochstimmung – mittlerweile hatte ich eine Ausbildung als Krankenschwester abgeschlossen – die immerhin ein ganzes Jahr anhielt. Doch das Leben rollte sich wieder ein, hakte sich fest, machte sich schwer. Es ging mir nicht gut, aber auch nicht schlecht genug, dass ich wirklich etwas unternommen hätte.« Sie begann, wieder anzusammeln, trug ihre Häufchen zusammen, dieses und jenes, einfach, um es am Ende auseinanderzupusten. Nichts, was sich festhalten ließe. Leben als Einsamkeit, in der Endlosschleife.

Manchmal hörte sie sich dabei zu, wie sie den Alten in ihren Betten Sätze aufsagte. Sie lauschte ihnen nach, spürte, wie sie sich im Raum verfingen, zu kleinen Flöckchen zerfielen, eine Weile mit dem Staub um die Wette tanzten, um sich irgendwann vollständig zu verflüchtigen. Sie führte ein Flöckchen-Leben, um das sie sich mit der Zeit mit aller Sorgfalt eine halbwegs erträgliche Alltagslandschaft gebastelt hatte. »Weder hatte ich den Mut, noch die Kraft, noch den Willen, das Land um mich herum wirklich zu betreten. Ich ließ alles geschehen, drehte mich im Kreis, schaute um mich herum, einmal, zweimal, dreimal, immer wieder, sah zu, wie alles zerfiel, zerbröselte wie meine Sätze.«

Wie oft sie sich das gefragt habe, woher diese Mauer kam, das Gefühl des völligen Eingeschlossenseins. Und weshalb sie trotzdem nicht in sich zurückkonnte. Sie kam einfach nicht an das heran, was andere vermutlich Wut oder Freude nennen würden. Sie spürte nur, wie ihrer Welt die Farben abhanden kamen, wie sich alles entfärbte, und sie begann, die Dinge in Schwarz und Weiß zu sehen. Nicht ad hoc, eher schubweise, nach Flashs, Ängsten, nach Druck. Das Schwarze kam immer näher, zog in sie ein, klammerte sich in ihr fest. »Ich hatte das Gefühl, dass ich dabei irgendwo dazwischen hing, in einer Art Niemandsland. Wie sich selbst helfen, wenn man keinen Weg findet, du niemanden hast, der dir sagt, was geschieht, was du für dich tun kannst?«

Allmählich bekam sie eine Vorstellung, was sich da überhaupt im DDR-Sport abgespielt hatte. 1991 erschien das Buch von Brigitte Beerendonk und Werner Franke »Doping-Dokumente. Von der Forschung zum Betrug«, in dem die DDR-Dopingpraktiken erstmals wirklich auf den Tisch kamen. Aber sie war viel zu trainiert, mit der Bulimie zu leben, als dass ihr solche Bücher wirklich hätten etwas sagen können. Sie drangen nicht durch zu ihr. Was sie hätte wissen können, rann ihr durch die Finger, wie alles zu der Zeit. 1992 begann sie erneut eine ambulante Psychotherapie, in der man sie zu überzeugen versuchte, dass sie stationär besser aufgehoben sei. Erst vier Wochen später kam sie in die Akutpsychiatrie in Magdeburg. Erneut wurde sie still gestellt, mit Mareen, Zoloft, Pryleugan, Insidon, Citalopram. Ein festes Chemieregime, dem sie sich unterzuordnen hatte. Ein Notanker, sicher, aber wieder nur ein Ausweichmanöver. Die Gestalt in ihr, die Innere, hatte sich verbissen. »Ich fraß und kotzte wie nie zuvor. Wie viele Jahre das jetzt sind und wie wenige Sätze letzten Endes übrig bleiben, die einem wirklich helfen könnten. Ich suchte nach einem Ausweg, nach etwas, das wirklich etwas in mir auslösen würde. Ich wollte mich spüren.« Die Zeit kam ihr vor wie ein aufgeschlagenes Ei, eine schlierige Masse. Das Leben schlingerte ungeschützt. Jemand kam einfach so daher und stach hinein. Das Gallert lief aus. Nie mehr wurde es ein Ganzes.

FLÖCKCHEN-LEBEN. »Nein, keine Angst, ich sitze nicht demnächst in einer Talk-Show und erzähle, wie das so war mit der schlimmen Depression und wie gut das Leben nun wieder ist. Klar, lese ich das alles und schaue es mir auch im Fernsehen an. Die Geschichten von den zitternden Frauen, den ständigen Burn-outs mit einem Mal, der viele Missbrauch, diese ganze Ökonomisierung von Schicksal. Glauben Sie mir, ich höre wirklich hin. Jedes Mal denke ich: Jemand muss ihn doch haben, den entscheidenden Satz, der mir sagen wird, was ich tun muss, damit es mir endlich besser geht. Und dann sitze ich da, der Fernseher läuft, ich höre die Sätze und denke: Wow!, was für eine Geschichte. Und wie gut sich das anhört, wenn alles überstanden ist. Was für ein Gefühl muss das sein, wenn es vorbei ist.

Aber noch beim Ausschalten des Fernsehers habe ich immer dieselben Bilder im Kopf: Jemand geht an einen Ort, um einen Reiseführer zu schreiben. Im einzigen Hotel des Kaffs stellt er seinen Koffer ab, zieht los, von Haus zu Haus, fragt diesen und jenen, schaut sich alles Mögliche an. Irgendwann fährt er wieder, um das zu tun, weshalb er ursprünglich gekommen war: seinen Reiseführer zu schreiben. Aber ich bleibe an diesem Ort, lebe in ihm, sitze hier, für immer.«

Seit 1992 lebt Ute Krause ununterbrochen mit Antidepressiva. Substanzen, die sie ungestalt gemacht haben, im Kopf und am Körper. Sicher, man kann die Präparate wechseln, man kann unterschiedliche Erfahrungen damit machen, mal bessere, mal schlechtere. Aber immer ist es die Chemie, die ihr jeden Tag neu die Frage stellt, wer sie wäre ohne all das. 1996 kamen die Suizidgedanken zurück. Diesmal ging es nicht um Straßenbahnen oder große Lastkraftwagen, nicht um Maschinen, sondern um sie und Katja. Es ging um erweiterten Suizid. Es sollte aufhören, das Flöckchen-Leben, das Nichts in ihr, der Schmerz, von dem sie glaubte, ihn nicht länger aushalten zu können. »Ich wollte nicht sterben, aber es ging keine Sekunde weiter.«

Man überwies sie nach Bad Oeynhausen, in die Fachklinik für gestörtes Essverhalten. Keine Frage, es war alles dort sehr professionell, auf neuestem Stand, das Personal freundlich, der Park schön, der Patient stand im Mittelpunkt. Die Gespräche und Übungen waren bestimmt sinnvoll. Man gab sich jede erdenkliche Mühe. Und trotzdem hatte sie die ganze Zeit das Gefühl, dass sie ihre Geschichte nicht erzählt hatte, einfach nicht anfangen konnte damit. Denn was und wo war eigentlich der Anfang? Bei den winzigen, blauen Tabletten? Und warum sollten ausgerechnet die es sein, die die Sache so schwierig machten? Wer sollte das nachvollziehen?

Die Zeit nach 1989. Jahre, in denen Ute Krause das Gefühl hatte, dass sie den Leuten um sich herum ständig beim Verbuddeln ihrer Geschichten zuschaute. Es war, als müsse unbedingt etwas verschwinden, so schnell als möglich. Sie brauchte händeringend Klarheit, brauchte Fakten und sah stattdessen unentwegt Buddler, die in aller Hast etwas loszuwerden versuchten, die Geschichte wegschaufelten. Der Osten kam ihr in dieser Zeit wie eine gigantische Baggerlandschaft vor, die im Dreischichtsystem um- und umgewälzt wurde. Irgendwann hatten sich die Buddler durchgegraben, saßen in den Talk-Shows und redeten davon, dass sie für all das einen kolossalen Preis bezahlt hatten, dass es nun aber um Resozialisation ginge, dass sie die eigentlichen Opfer seien, dass es Zeit für Versöhnung sei und mit all den Rechtfertigungen endlich Schluss sein müsse.

»Mir kam es so vor, als ob dieser ganze Dreck noch tiefer in mich einsickerte, wie ein Schatten, der jeden Tag mehr an Gewicht bekam. Er war immer da, zerrte, schmerzte und wusste sich im selben Atemzug der Realität zu entziehen. Vielleicht war es ja auch so, dass er sich der Geschichte entzog. Nicht so einfach, klare Sätze dafür zu finden. Es ging alles so schnell.« Das eigentliche Problem am DDR-Sport und seiner Chemie war nicht nur, dass und wie das Ganze stattfand. Entscheidend wurde auch die Geschichte danach, die Abwehr, Ignoranz, das direkte und oft indirekte Spiel der neuen mit der alten Macht, das wie ein Spinnennetz in die Jahre nach 1989 hineinwirkte. »Je mehr ich versuchte, meine Geschichte zu klären, umso mehr kam ich mir dabei abhanden«, sagt Ute Krause. Als hätte sie einen gordischen Knoten in der Hand, ein kompaktes Ding, von dem sie mittlerweile auch manches wusste. Und doch war es absolut aussichtslos, ihn zu zerschlagen, weil die Gegengewichte zu stark waren.

Es muss bei dem Aufenthalt in Oeynhausen gewesen sein, als in den letzten Tagen etwas in ihr aufbrach: die Lügen der Trainer, die ausgeklügelten Sprachtabus, die Prozeduren am Beckenrand, die diffizile Missbrauchsverkettung, der seelische Absturz. Mit einem Mal hatte sie Worte und konnte sprechen. Bild für Bild setzte sich eine Zeit zusammen. Tausend Mikroschritte, über zahllose Splitter. Gewalt wieder aus sich rauszulassen, wo kann man das lernen?

Mittlerweile war die ehemalige Rückenschwimmerin Leiterin von zwei Altenpflegeheimen geworden. Katja war herangewachsen, ungestüm und eigensinnig, wie sie es erhofft hatte, und längst auf ihrer eigenen Reise. Manchmal sah sich Ute Krause dabei zu, wie auch sie in Gedanken die Koffer packte, mit Zeichen und Signalen, die etwas von Aufbruch erzählten. Doch das Flugzeug, mit dem die Reise beginnen sollte, wurde auf unerfindliche Weise unerreichbar. Irgendwo gab es ein Leck in der Planung. Aus Versehen hatte sie statt des Reisepasses nur den Personalausweis eingepackt. Das reichte nicht aus, um wirklich wegzukommen. Katja flog los. Sie musste zurück. Wohin? Nach Hause?

Es gab Wochen, da war sie sich sicher: »Du hast es geschafft, der Spuk ist vorbei. Du sitzt in Cafés, hast deine Arbeit, deine Freunde. Katja und ich leben ein ganz normales Leben. Und wer weiß denn schon, was noch so auf einen wartet? Doch wie aus heiterem Himmel, wenn nichts danach aussah, niemand damit rechnete, es mir im Grunde gut ging, war die Innere wieder da. Sie hatte mal kurz Pause gemacht, sich ein bisschen ausgeruht, nun setzte sie wieder zu. Es ging los.« Mit den Jahren hatte Ute Krause lernen müssen, wie unglaublich kreativ die Innere war, mit welch heiligem Ernst sie auf ihre eigene dunkle Grammatik aus war. Die würde sie ausschreiben, das war sicher.

KIPKE UND TANNEBERGER. »Im Herbst 1998 erhielt ich von der ZERV, der Zentralen Ermittlungskommission für Regierungs- und Vereinigungskriminalität, einen Brief mit der Aufforderung, zu einer Zeugenvernehmung zu kommen. Ich las das Schreiben einmal, zweimal, immer wieder. Worum ging es?« Ute Krause verstand kein Wort. Das Einzige, was sie sofort wusste, war, dass sie da hingehen musste. Also fuhr sie zum ehemaligen Gelände der Staatssicherheit in Sudenburg am Kroatenweg. Ein hässlicher Plattenbau, grob und unförmig, wie Gebäude dieser Art halt so sind. Sie wurde in ein Zimmer gerufen. Da saßen zwei Männer. Die hatten viele Fragen. Es waren Fragen, die sich neutral, nüchtern, irgendwie korrekt anfühlten. Wie das so war im Sport, welche Namen die Trainer und Ärzte in Magdeburg hatten, wann bei ihr Urinkontrollen stattfanden und wie das mit den Tabletten am Beckenrand lief. Sie legten der Athletin verschiedene, in Plastik eingeschweißte Substanzen vor und wollten wissen, ob sie die kennen würde. Manchmal nickte sie, manchmal schüttelte sie den Kopf. Am Ende wurde sie gefragt, ob sie Strafanzeige stellen wolle, gegen die Trainer und Ärzte. Strafanzeige? Sie zögerte. Was bedeutete das? »Wir ermitteln wegen vorsätzlicher Körperverletzung von

Trainern, Funktionären und Ärzten im DDR-Sport«, sagte einer der beiden Männer. Die Worte klangen trocken. Sie hörte dem Satz hinterher. Dann sagte sie Ja, unterschrieb ein Protokoll und ging.

Die ersten Anklagen beim Landgericht Berlin durch die Staatsanwaltschaften II waren bereits im September 1997 angelaufen. Im November 1998 wurden im Moabiter Kriminalgericht Urteile gesprochen. Im Dezember 1999 verurteilte das Berliner Landgericht drei Spitzenfunktionäre des DDR-Schwimmverbandes – Egon Müller, Wolfgang Richter und Jürgen Tanneberger – »wegen Körperverletzung in 67, 62 bzw. 48 tateinheitlich begangenen Fällen zu einer Freiheitsstrafe von jeweils einem Jahr«, die zu Bewährung und Geldstrafen ausgesetzt wurde. Ute Krause kannte Tanneberger gut. Er war – seit 1969 auch als IM »Klaus Busch« für den Geheimdienst tätig – bis 1982 Schwimm-Chefcoach beim SC Magdeburg und somit auch für die Schwimmlegende Kristin Otto und sie zuständig. Aufgrund der Magdeburger Erfolge wurde er ab 1982 DDR-Verbandstrainer. Nach dem Mauerfall 1989 kam er – gewollt unbemerkt – im Düsseldorfer Schwimm-Club »Jan Wellem« unter, bis es ihn 2002 wieder nach Berlin zog. Im Sommer 2009 betreute er dann erneut Kinder beim Schwimmclub Berlin, der auf seiner Website mit dem Slogan wirbt: »Athleten das Umfeld zu bieten, Höchstleistungen zu erreichen.«

Als im Januar 2000 schließlich der Verbandsarzt des DDR-Schwimmverbandes Lothar Kipke vor Gericht stand, war auch Ute Krause Nebenklägerin. In seinen Unterlagen befanden sich die »individuellen UM-Maxima pro Zyklus«, was nichts anderes hieß, als dass jegliches Doping für die ostdeutschen Kaderschwimmerinnen durch ihn festgelegt, koordiniert und nach den Wettkampfhöhepunkten von ihm entsprechend analysiert wurde. Als sie Kipke so völlig unbeteiligt in der Gerichtsbank sitzen sah, konnte Ute Krause nicht anders. »Hätten Sie die Tabletten Ihren Kindern auch gegeben?«, fragte sie ihn. Stille im Saal, die sich bis ins Unendliche zu dehnen schien, irgendwann unerträglich wurde. Was würde er sagen? Kipke sagte nichts. Als das Stille-Loch im Saal fast schon zu schmerzen begann, kullerten irgendwelche Laute aus ihm heraus, irgendwas zwischen »Hm. Nun. Ja.« und »Nun. Nein. Hm.« Man verstand nichts und mehr kam auch nicht. Der Kipke-Prozess war mit dem Gestammel zu Ende. 15 Monate auf Bewährung lautete das Strafmaß für ihn.

MOABIT. Die Prozesse gegen die Trainer, Ärzte und Funktionäre im Schwimmen waren in erster Linie Pilotprozesse für den großen Berliner Doping-Prozess gegen die eigentlichen Drahtzieher des DDR-Zwangsdopings: Manfred Ewald, 27 Jahre lang Sportchef der DDR, und Manfred Höppner, Doping-Chefmediziner. Am 2. Mai 2000 sollte er am Moabiter Gericht in Berlin beginnen. Der Staatsanwalt verlas die Anklageschrift: »Manfred Ewald und Dr. Manfred Höppner werden angeklagt, in der Zeit von 1974 bis 1989 in Berlin und anderenorts – gemeinschaftlich – jeweils vorsätzlich anderen zu deren begangenen Straftaten, nämlich in 142 Fällen die Gesundheit von Menschen zu schädigen, Hilfe geleistet zu haben.« Die Schrift war 180 Seiten lang. Da alle Nebenklägerinnen vor dem Richter als Zeuginnen aussagten, brauchte der Prozess 22 Verhandlungstage. Am 18. Juli 2000 wurde das Urteil gesprochen. »Beide Angeklagte handelten rechtswidrig, schuldhaft und vorsätzlich«, las der Vorsitzende Richter. »Herr Ewald«, sprach er den ehemaligen DDR-Sportchef direkt an, »der Zweck heiligt eben nicht die Mittel, eher dürften die Mittel dem Zweck geschadet haben.« Das Urteil der 38. Großen Strafkammer des Gerichts lautete: 22 Monate auf Bewährung für Ewald, 20 Monate Bewährung für Höppner.

Mit dem Berliner Prozess war nicht nur das kriminelle System des ostdeutschen Sports sichtbar geworden, auch der schöne, alte Medaillenglanz und die hehre Rekordwelt waren passé. Die Archive quollen zwar mit Siegbildern von DDR-Athleten im blauen Dress über, aber sie waren eine Lügen. Jubelbilder, die zerrannen wie Sandbräute. Die Gruppe der Nebenklägerinnen, die fast ein viertel Jahr lang Ewald und Höppner gegenübergesessen hatte, traf sich ein letztes Mal in der »Gerichts-Klause«, der Kneipe gegenüber dem Moabiter Gerichtsgebäude. Es ging still zu. Die Wochen hatten Kraft gekostet. Man drehte wortlos an den Kaffeetassen. Zum Abschied sagte eine: »Würde mich schon interessieren, wie es uns mit all dem in drei, vier Jahren geht.«

Viele der Nebenklägerinnen hatten die Monate im Gericht als retraumatisierend erlebt. Vor dem Richter war oft sehr Persönliches, ja Intimes, zur Sprache gekommen. Was der medizinische Gutachter zwei Tage lang vor dem Gericht über Schadensgenesen erörtert hatte, war neu und musste erst einmal sortiert werden. Da während des Prozesses jede psychologische Betreuung ausgeblieben war, fanden sich nicht wenige der Nebenklägerinnen ab Sommer 2000 in Krankenhäusern wieder, zu Operationen an Bandscheiben, Hüften, am Unterleib.

»Ich musste erneut in die Psychiatrie. Die Innere war zurück und aktiv wie nie. Die Bulimie hatte mich völlig im Griff«, sagt Ute Krause. »Anfangs wolltest du immer verbergen, worum es ging«, erzählt Katja, die in dieser Zeit zu fragen anfing und auch einen Tag mit im Prozesssaal gesessen hatte. »Ich spürte nur, wenn deine Stimme wütend wurde und die Angst hochkam. Erzähl, erzähl die Fakten, hab ich dann gesagt, erzähl, was mit dir geschehen ist. Dann hast du erzählt, wenig, stockend, aber immerhin bist du dabei ein bisschen ruhiger geworden. Die Geschichte war traurig, das viele Essen, die Leere, die Abstürze. Aber es war gut, dass ich davon erfahren habe. Du hättest mich ruhig schon früher damit konfrontieren können.« – »Während des Prozesses«, sagt Ute Krause, »war ich Andreas Krieger – 1986 als Heidi Krieger mit 21.10 Metern Stuttgarter Europameisterin im Kugelstoßen – begegnet. 1997 ließ er sich operieren. Der medizinische Gutachter im Prozess hatte Andreas' Transsexualität eindeutig auf die Steroid-Überdosierung während seiner Zeit beim Berliner Stasiverein SC Dynamo zurückgeführt.«

Fotos von Heidi: mit Schultüte, im Schwimmbad, mit weichem Gesicht und Glockenrock. Fotos von Andreas: mit Bart, sehr muskulös, sehr männlich. Seine Geschichte war so deutlich, so sichtbar, so unumgänglich körperlich, ohne Wenn und Aber ins Bild gerückt. Bei Ute Krause blieb alles im Inneren, ungreifbar, versteckt, labyrinthisch eingedunkelt. »Unsere Kindheiten und das Jetzt. Immer kam es mir so vor, als ob sie sich zueinander wie zwei stumme Schwestern verhielten, die gern miteinander reden würden.« Oft schaute sie sich in dieser Anfangszeit Fotos voneinander an, legte sie einfach nebeneinander: Heidi im Pankower Schwimmbad, sie am Barleber See. Zwei wache, verspielte Mädchen mit fragenden Augen. Und während des Prozesses? Wie verschreckte Kinder flüchteten sich ihre Geschichten in verborgene, abgelegene Kammern. Als müssten sie abtauchen, als dürfte es keinen Übergang geben, als gäbe es keine Brücke mehr zu schlagen.

»Zwischen Andreas und mir, das wurde Liebe«, sagt Ute Krause. »Er zog zu Katja und mir nach Magdeburg. 2002 heirateten wir. Ein neues Leben mit einem wirklichen Gegenüber, so, wie ich es mir lange gewünscht hatte. Und ohne die mühseligen Erklärungen, wenn es um die eigene Geschichte ging. Er bekam alle drei Wochen Testosteron-Depotspritzen, um in seinem neuen Geschlecht zu bleiben. Es waren dieselben Hormone, die er die ganze Sportzeit über bekommen hatte. Ich spürte, wenn er unterhormoniert war, und was dieser Zustand dann für ihn bedeutete. Er wiederum wusste von meinen Antidepressiva, wann bei mir die Innere in Anmarsch war und wie das war, wenn sie zu wüten begann.« Zwei Leben, in denen die Chemie wie ein unzerreißbares Band, Vergangenheit und Gegenwart miteinander verbanden. Wie konnte man damit leben?

Manchmal fährt Ute Krause Straßenbahn und weiß nicht, in welcher Stadt sie ist. Manchmal sieht sie ihr Gesicht im Spiegel und weiß nicht, wer sich da anschaut, weil sie einfach ihre Sinne nicht beieinander hat. Manchmal wartet sie auf die Depression, auf das Loch, das Gewicht des Schattens und weiß, dass das Warten alles nur beschleunigt. Manchmal steht sie irgendwo und kann spüren, wie aus einer maximal Gezüchteten eine total Entformte wurde. »Ich musste lernen, diese Art Verwirrung wie ein Warnsystem zu lesen, als ein Signal, dass sich in mir wieder etwas zu trennen beginnt, dass sich etwas erneut in mir abschließt, dass ich wieder dabei bin, meine Gefühle zu betäuben, mich zu überlaufen.« Was ist wahr? Wie kann man leben? Was trägt einen durch die Zeit? »Können wir es schaffen, frage ich mich oft? Wir drei leben ein Leben, als würden wir jeden Tag über tausend Splitter laufen, und das jeden Tag neu.«

2006 erkrankte Ute Krause erneut schwer, ließ sich, um sich vor sich selbst zu schützen und ohne groß zu überlegen, erneut in die Psychiatrie einweisen. Wieder gab es das komplette Chemie-Programm. 3 mal 2 Zyprexa und 3 mal 2 Risperdal war schließlich die letzte Entlassungsmedikation.

Zum ersten Mal erhielt sie aber auch eine Diagnose: chronische Depression. Als Andreas Krieger sie besuchen kam und die vielen Tabletten auf dem Nachtschrank sah, bat er die Stationsärztin umgehend um ein Gespräch. Er erzählte Ute Krauses Sportgeschichte, vom Doping, der hartnäckigen Bulimie. Die Antwort der Ärztin: »Ja, da wird sie sich halt mit dem Essen ein bisschen einrichten müssen. Es wird schon gehen.«

Der betriebsärztliche Dienst stellte nach der Klinikzeit kurzerhand fest, dass sie als Heimleiterin nicht mehr geeignet sei. Anfangs wollte sie etwas dagegen unternehmen, dagegen angehen, kämpfen. Das durfte nicht wahr sein! Wieder fiel sie aus dem System, weil sie nicht wie gefordert funktionierte. Dabei hatte es nie Kritik an ihrer Arbeit gegeben, im Gegenteil. Sie war eine erfahrene Pflegerin. Die Alten in den Betten mochten sie. Nein, sie hatten ihre Chefin Ute Krause nötig. Sie kämpfte nicht, hatte schlichtweg keine Kraft dafür.

LEBENSKAPSELN. »Wie lange es gedauert hat, bis ich das Gebrochene, das Hässliche, das Unvollkommene meines Lebens anerkennen konnte. Ich kann die Spuren nicht tilgen, will es auch nicht. Versteckt habe ich mich lange genug. Vielleicht, dachte ich irgendwann in einem der anonymen Klinikzimmer hockend, ist meine Geschichte auch das Gegenbild geworden zu dem, was man draußen Leistung nennt.« Oft hatte sie in den Klinikwochen an eine Situation während des Berliner Prozesses denken müssen: zwei Nebenklägerinnen, in einer der Pausen, auf einer Bank vor dem Saal 501.

Ivonne Gebhardt war mit 36 Jahren an einem steroidabhängigen Brusttumor operiert worden. Deshalb saß sie im Gerichtssaal und demzufolge auf der Bank neben ihr. Im

Grunde wollte sie einfach nur reden. »Weißt du«, sagte sie, »als ich meinen Krebs bekam, habe ich eine eigenartige Erfahrung gemacht. Es heißt doch immer: Je tiefer du im Imaginären lebst, desto näher bist du dem Realen. Aber das Reale, weiß ich jetzt, ist das Imaginärste, was du dir vorstellen kannst. Allein heute Morgen, das Frühstück mit meinen Kindern, bevor ich mich ins Auto nach Berlin gesetzt habe. Ihr Geschnatter, das Licht in der Küche, das Klappern des Geschirrs. Realer kannst du es nicht haben. Und doch ist gerade das so imaginär. Als ob man irgendwann erwacht und durch Seelen-Räume geht, die einen ganz eigenen Sinn haben. Du gehst von innen nach außen, von außen nach innen. Es spielt keine Rolle. Es gibt keine Zeit mehr, kannst alle Türen öffnen, bist da und dort. Als würde dir die Welt gehören. Und sie gehört dir ja auch. Du hast Krebs. Noch dazu einen, der es ziemlich unwahrscheinlich macht, dass du ihn überlebst. Aber irgendwann ist es egal, mit dem Innen und Außen, irgendwann ist es alles. Verstehst du?«

»Ich verstand gar nichts. Oder besser: Ich wollte nichts verstehen. Ich wollte diese Geschichte nicht hören. Sie forderte etwas von mir, was ich zu der Zeit nicht geben konnte. Ich hätte mich entscheiden müssen, hätte rausgemusst aus meinem Kokon, meiner zweiten Haut, der Lebenskapsel, in der ich mich eingerichtet hatte. Aber ich war nicht so weit. Später dachte ich oft an uns beide auf der Bank, vor allem daran, was Yvonne noch gesagt hatte: ›Das Leben fließt durch diese Räume von einer Form in die andere. Kindheit und Tod begegnen sich und erzählen sich ihr Geheimnis. Du läufst, hast schon einiges durchquert. Dein Körper weiß, wohin er geht, und du erfährst, dass es mehr gibt als das, was du siehst, dass da etwas hinter der Sprache besteht und es vor allem darum geht, das anwesend zu machen.‹ Ich weiß noch, dass ich damals dachte: Prima Sätze. Klingt nett. Imaginäres, Geheimnisse, Farben, Körper. Aber warum erzählte sie mir das? Ich wusste nichts damit anzufangen. Meine Güte! Ich hatte wirklich andere Probleme.«

VERLORENE KRIEGE. Das weiße Klinikzimmer. Stille, die sich anfühlte wie unentwegt wütende Leere in ihr. Ute Krauses Gedanken schlugen wie Pingpongbälle gegen die Wände. In ihr war nichts von bunten Farben. Ihr Körper wusste nicht wohin. In ihm saß eine andere, die sie bekämpfte und zerstören wollte. Ihre Schritte gingen von Wand zu Wand, oder sie hockte einfach nur da. Sie wollte raus, kämpfte und manövrierte sich mit jedem Kliniktag tiefer hinein. Bis es irgendwann reichte, bis klar war: Es sollte Schluss sein damit. Scheiß Wunde! Scheiß Schmerz!

»Wir waren Werkzeuge, Knete, Lebensmaterial für groteske Männer, die uns in Muster pressten, die eigentlich sie geprägt hatten: Härte, Form, Funktion, Bedürfnislosigkeit.« Der Kriegskindergeneration hatte man im DDR-Sport die einmalige Chance gegeben, noch einmal Krieg zu führen. Krieg gegen die Welt und Krieg gegen die eigenen Kinder. Im Grunde, um den verlorenen Krieg ihrer Väter wenigstens auf diese Art nachzuholen und diesmal gewinnen zu lassen. Parole: Sieg! Jede andere Regung wurde aussortiert.

»Ja, ich bin in diesem Körperkrieg verwundet worden. Wenn du diese Chemie so früh bekommst, in einer Zeit, wo du noch kein wirkliches Ich hast, nimmt sie dir jede Möglichkeit zur Selbstwahrnehmung. Du funktionierst wie eine Maus im Labor, wie ein Soldat an der Front. Einfach, um zu überleben. Es ist eine Erfahrung, die an dir hängt wie Senkblei, wie eine Wunde, die keinen realen Körper mehr braucht und doch für immer bleibt.«

Das wäre, was man den ersten Teil der Geschichte nennen

würde. Der andere Teil betrifft den Transfer des Traumas. Er erzählt von Unbewusstem durch bewusst entzogenes Wissen. Die Mauerkindergeneration, der dieses Körperprogramm hauptsächlich übergestülpt wurde, erlebte die Zeit nach dem Sport in erster Linie als eine Geschichte der Selbstverletzung. Der Krieg der Väter war in die Körper einmarschiert, ließ alle nur erdenklichen Krankheiten in ihnen hausen und machte das Leben zu einem einzigen Survival-Programm. »Ich hatte nicht wie Yvonne Gebhardt Tumor in der Brust, sondern einen Krebs der Seele. Mir ging es wie Hunderten anderen auch, die noch heute in den Psychiatrien sitzen.«

Als die Wende 1989 es endlich möglich machte, die Sportgeschichte der DDR zu klären, gab es vor allem eins: eine komplexe Kultur der Abwehr. Dass man sich in Ostdeutschland generell schwertat, vom Glanz der alten Siege zu lassen, war fatal, aber letzten Endes nachvollziehbar. Was besonders belastete, war der Flankenschutz des westdeutschen Sports und der Politik. Es war reines Kalkül. Man spielte auf amnestisch und rettete vom Dreck, was zu retten war. Was Kinderdoping, was Missbrauch, was Schäden? Es gab keinerlei Satisfaktionsbedarf, keinen Bruch mit dem DDR-System, warum auch. Bis heute gibt es auch keine substanziellen Kenntnisse, die die Forschungsinteressen zwischen Ost und West in den Achtzigerjahren aufgedeckt hätten. Das war nichts fürs Tageslicht, sondern hätte womöglich unangenehm werden können. Außerdem steckte das Westsystem selbst viel zu tief im Dopingsumpf, als dass die bitteren Tatsachen des Ostens in irgendeiner Weise relevant werden durften. Ja, es gab die Berliner Prozesse, ja, es gab die hartnäckig erkämpften Entschädigungen, ja, es gab zumindest die politische Anerkennung des Unrechts. Vor allem gab es die Dauerunterstützung von

Werner Franke, Brigitte Beerendonk und einiger engagierter Journalisten.

»Wie weit Sie doch gekommen sind. Ein riesiger Erfolg!«, wusste Michael Vesper, Sportdirektor des Deutschen Olympischen Sportbundes, in einem Gespräch in Berlin im Sommer 2009 zu erklären. »Nein, Herr Vesper, diese Jahre sind eine bittere Niederlage, auch für Sie«, entgegnet Ute Krause. Denn nach dem Ende der juristischen Aufarbeitung des DDR-Sports und den faden Berliner Urteilen ruderte jede Menge belastetes Personal – egal, ob Trainer, Funktionäre, Wissenschaftler, Ärzte – ins lukrative Sportgeschäft zurück. Man blieb sich treu: Glanz und Gloria, Medaillen und Rekorde. Kurzum: Leistung, egal, um welchen Preis. In kurzen Momenten störten die harsche Schadensbilanz und mancher Toter den schönen Schein. Aber auch dafür fand man bald eine Form. Zwei, drei bedauernde Sätze, zehn Zeilen in den Medien. Das schien genug. Da war nichts, was das System ernsthaft ins Wanken bringen konnte. Dafür war es zu fein austariert. No risk, no fun!

SCHILLERNDE FISCHE. Ein x-beliebiges Hotel oder Restaurant mit Großbildschirm. Eurosport, NTV, ZDF, ARD. Sport geht immer. Die Bilder laufen, ohne Pause, ohne Ton. Im Wasser, auf dem Spielfeld, im Stadion, auf der Piste. Athletische Körper. Schön, durchtrainiert, fettarm, strahlend, mitunter auch verlierend. Das gehört dazu. Beiwerk, hübsche Dekoration wie vor sich hin plätschernde Barmusik oder die knallbunten Fische in den Hotel-Entrees, die ziellos in ihren Becken herumirren. Was aber erzählen einem die exotischen Hotelfische oder die globalen Sportkörper im modernsten Design? Schwimmende, laufende, rudernde Körper ohne Geschichte, ohne Biografie. Das Spiel läuft ohne Störung, die Bilder sind auf glatte Ästhetik aus. In einer drahtlos vernetzten Welt hat es keinen Schmerz zu geben. Falls es doch mal zu einer Panne kommt, muss sie so schnell wie möglich unsichtbar gemacht werden. Diese Welt braucht die nahtlos Flexiblen, die grenzenlos Unangreifbaren. Das kriegst du nicht hin mit dem Schmerz. Der bindet. Mit ihm ist nichts mit Switchen. Er legt dich fest.

Die schillernden Fische in ihren Becken. Noch einmal musste Ute Krause an Yvonnes Sätze denken. »Moment mal. Man kann das Ganze doch auch anders denken: Stimmt, ich war einer dieser schillernden, stummen Fische. Ich bin dieses Leben, das man mir gemacht hat. Ich kann dem nicht ausweichen, das ist meine Geschichte. Aber ich muss in keiner Schattenwelt mehr leben, nichts mehr abwehren. Ich bin dieser Schmerz und werde ihn erzählen. Das wird mir niemand wegreden, keine Politik, kein Sportbund, kein Sportausschuss und auch keiner von den Ostaltlasten.«

In dem verwirrenden Historien-Cocktail, in dieser turbulenten historischen Leere, ist es so unwahrscheinlich einfach, ein Opfer zu diskreditieren. Man wisse ja heute nicht mehr so genau, ob die Geschichte so gelaufen sei, ob es nicht auch changierende Opfer gäbe, so wie es changierende Täter geben würde. Und vor allem wisse man nicht, ob das Opfer als solches überhaupt existiere. Die Geschichte der reinen Lehre – das ist ja lächerlich. Ist nicht jeder von uns immer auch ein bisschen schuldig? »Das war eine bittere Pille«, sagt Ute Krause, »diesen gewollten Nichtumgang zu begreifen, die inszenierte Konfusion. Es ist so, dass die Klärung von Geschichte regrediert, einfach zurückrudert, mitunter bei minus null anfängt.«

Aber Ute Krause will in keine Schachtel mehr, sie will nicht bedauert sein und nicht weggeschoben werden. »Ich habe auf der anderen Seite des Lebens Dinge gelebt oder leben müssen, die mich heute ausmachen. Ich wollte das nicht, aber das bin ich.

2008 begann Ute Krause eine Umschulung zur Sozialversicherungsfachangestellten. »Ich habe keinerlei Idee, was ich damit anstellen werde, muss ich jetzt auch nicht.« Nach ihrem Rausschmiss als Heimleiterin wollte sie noch einmal etwas Neues machen, noch einmal in einer Schulbank hocken, von früh bis spät lernen, wofür als Kind nie wirklich Zeit gewesen war. »Ich bin jetzt 48 Jahre alt, brauche weiterhin täglich mein Antidepressivum. Momentan ist es Elontril. In einem der Seminare diskutieren wir die Schadenstabellen von Versicherern. Was ist eine Seele wert?«

3. BÄNDER, KNOTEN, NETZE, NESTER*
1914/2010: EIN STÜCK DEUTSCHLAND-PSYCHE
ROSA SCHRAMM, NINA ORFF UND ELLA ORFF

Deutschland lächelt. Von Zeit zu Zeit jedenfalls.
Angela Merkel

MINIATUREN UND GESETZE. »Ich weiß nicht, ob die Geschichte, die ich Ihnen erzählen will, in allen Details der Wahrheit entspricht. Erzählen muss ich sie trotzdem.« Mit diesen Sätzen, von einer männlichen Stimme aus dem Off gesprochen, beginnt der hochdekorierte Film des österreichischen Regisseurs Michael Haneke »Das weiße Band«, der am 15. Oktober 2009 bundesweit in die Kinos kam. Am Anfang sieht man ruhige Bilder von weitläufigen, hell wogenden Weizenfeldern und große Kumuluswolken. Viel Weiß, viel Gleichgewicht, viel Unschuld, so scheint es. Gemeint ist die mecklenburgische Dorfidylle Eichwald im Jahre 1913.

Wie die Wolken in aller Stille vor sich hin quellen, gedeiht auch das Gesetz des Dorfes. Die Eichwalder Kinder werden durch Isolation und gruslige Zurichtungen in vielerlei Hinsicht an das Gesetz und damit an die Sitten des Ortes gebunden. Doch »wenn das Dorf etwas tut oder wahrnimmt«, schreibt der ungarische Schriftsteller Peter Nádas in seiner Prosa »Behutsame Ortsbestimmung«, »dann hat weder die

---

* Die Namen der Biogramme wurden aus persönlichkeitsrechtlichen Gründen anonymisiert.

Handlung noch die Wahrnehmung ein Subjekt, eine Person, das heißt, die an der Handlung oder Wahrnehmung beteiligten Personen werden vom kollektiven Bewusstsein rituell verschlungen und ihre Erfahrungen dem für den Ort stehenden Gattungsnamen zugeordnet.« Die Eichwalder Ordnung kennt keine Zeit und kein Außen. Alle leben wie im Kreis. Vielleicht war es ja in ihm immer schon so weiß.

Wie auf wundersame Weise – das meint in dem Fall in der Kunst – wird Michael Haneke den geschlossenen Kosmos allerdings doch ins Schlingern bringen. Jemand zieht ein Band, einen dünn gespannten Draht, quer durch die feste Bande des Dorfes. Das Pferd des Dorfarztes stolpert. Reiter und Tier verunfallen. Und was zunächst nach Detail oder Zufall aussieht, wird zum Auslöser einer eigentümlichen Revolte, man könnte sagen, einer regelrechten Gewaltpandemie: Eine Bäuerin kommt zu Tode, weil sie durch die morschen Bretter des Sägewerkes stürzt. Der Sohn des Barons wird gefesselt und misshandelt aufgefunden. Die große Scheune brennt in einer Nacht nieder. Dem behinderten Sohn der Hebamme werden die Augen ausgestochen.

Das kollektive Dorfbewusstsein weiß und sieht alles. Es billigt, starrt, raunt, stöhnt mitunter, lässt jedoch wie auf geheime Verabredung hin die Akteure unbenannt. Ein »undurchdringliches und wasserdichtes Weltverständnis«, wie Peter Nádas es nennt, tickt im Inneren des Ganzen. Ein Schweigen, welches das Leben nicht aus persönlichen Erlebnissen, Erinnern und Vergessen bestehen lässt, sondern aus einer tiefsitzenden, gleichsam anonym gehaltenen Kultur der Abwehr, in der jeder wesentlich weniger sagt, als alle wissen. Unter dieser Vereinbarung finden die Ereignisse in dem protestantischen Ort keinen Urheber. Und sie beanspruchen auch keinen. Sie geschehen, als Gesetz innerhalb des Gesetzes. Zum eigentlichen Akteur der herzlosen Dorfchronik wird für den Regisseur – selbst wenn sich der Zuschauer über die Handelnden nach und nach im Bilde glaubt – das Netz ritueller Vereinbarungen. Hier pocht etwas, drückt wie unter der Hand und bringt letzten Endes die weiße Idylle von innen heraus zum Bersten. »Es geht um ein gesellschaftliches Klima, das den Radikalismus ermöglicht. Das ist die Grundidee«, sagt Michael Haneke über seinen Film, den er im Untertitel »Eine deutsche Kindergeschichte« nennt. Hanekes Erzählprogramm lässt in der Schlusssequenz die infernalische Dorfminiatur mit ihrer Politik der Verachtung, Nötigung und Kontrolle parabelhaft im Ausbruch des Ersten Weltkrieges aufgehen. Das Filmweiß geht sukzessive in Schwarz und Rot über.

FEHLLEKTÜREN. Die Kinder in Hanekes Film heißen Klara, Martin, Erna, Sigi, Gustl, Rudi, Karla, Anna und Max. Es sind Kinder einer radikalen, politischen, essenziellen Zeit mit dem Jahr 1914 als durchschlagender Zäsur. Ernst Jünger nannte den Ersten Weltkrieg einen »großen, roten Schlussstrich unter der bürgerlichen Zeit«. Es war eine Epoche, in der Gemeinschaften zum Faszinosum wurden. Politische Gemeinschaften, militärische Gemeinschaften, Warte-Gemeinschaften, imaginäre Gemeinschaften, aber auch die Gemeinschaft neuer Störungen, Defekte und Krankheiten. Was die erstaunliche Metamorphose der Depression angeht, spielte die Zeit vor dem Ersten Weltkrieg eine erhebliche Rolle. Ab 1880 sprach man zum ersten Mal von Modekrankheiten. Der Amerikaner George Beard nannte die von ihm gefundene Krankheit Neurasthenie und beschrieb sie als eine Art Pandemie der Erschöpften, Strapazierten, Nervösen. Unter den Hedonisten des ausgehenden 19. Jahrhunderts war sie absolut en vogue. Denn Neurastheniker zu sein, bedeutete gleichwohl auch, Seismograph seiner Zeit zu sein.

Das machte die neue Krankheit zu einer Entdeckungsreise des modernen Lebensstils, zur Geschichte einer nervösen Erschöpfung durch eine stark veränderte Gesellschaft
statt – wie gewohnt – zu einer endogenen Krankheit oder
gar Degeneration. Ein nicht unerheblicher Schritt, der die
seelische Kartografie des Menschen nicht mehr allein auf
die Frage der Biologie reduzierte, sondern sie zum ersten
Mal ernsthaft mit den Fragen von Kultur, Erfahrung und
Gesellschaft in Verbindung brachte. Depression als gesellschaftliches Korrektiv auf bewegte Gründerzeiten? Im Fall
der Neurasthenie kam ein weiterer Aspekt dazu. Das Mo-
dephänomen wurde zudem noch ein unerlässlicher Mode-
rator, dem historisch lange gültigen Begriff der Melancholie – als leichtere Schwester der in geschlossenen Anstalten
weggesperrten Irren oder Verrückten – das Wasser abzu-
graben und nach und nach den offenbar sachlicher klingenden Begriff Depression durchzusetzen.

Die Gazetten berichteten von der Hektik einer neuen Zeit,
der Technik, der Industrie, der Mobilität, der neuen Berufe
und anwachsenden Großstädte. Psyche und neuer Körper ge-
rieten mehr und mehr außer Takt, litten demnach an schweren Rhythmusstörungen, die die medizinische Fachliteratur
unter anderem als Zerstreutheit, Reizbarkeit, konstitutio-
nelle Müdigkeit, Hypochondrie oder Hysterie beschrieb. Es
brauchte ein neues Übereinkommen, um die Massen an den
Umgang mit der neuen Technik zu gewöhnen oder auch die
bestehende Disbalance zu synchronisieren. Kein Wunder,
dass Sebastian Kneipp, von dem 1886 das Buch »Die Wasser-
kur« erschienen war, in diesem Moment seine große Stunde
feierte. Das Medium Wasser brachte die Not zum Fließen.
Man pilgerte nach Wörishofen in das schöne Allgäu, um
mithilfe der Kneipp'schen Schocktherapie wieder einigermaßen in den Fluss des Lebens zurückzufinden.

Dennoch dauerte es nicht lange, und die Kapazitäten der beinah 500 Nervenheilanstalten im Kaiserreich waren komplett ausgereizt. Was lag näher, als vehement zur Gründung von Volksnervenheilstätten aufzurufen. Der einmal in ungute Stimmung versetzte Volksnerv litt unter Herzflattern, Migräne, Ängsten, Müdigkeit, Schlaflosigkeit und einer mehr als schmerzhaften Diffusion der Gefühle. Die sogenannten Moribunden verlangten nach Linderung und fanden sie – so genug Geld im Haus war – mittels Kuraufenthalten und Badereisen in »Sonnenkurheimen« und »Nudisten-Camps«. Krankheit als Lebensform, als eine Existenz in der Horizontalen. Es war die Zeit der Zinkbadewannen und schützenden Wolldecken, der Parsifalwiesen und Reformkostkurheime, des eigenhändigen Salat-Anbaus und der »Licht-Luft-Chalets«, in denen viel und anhaltend über tiefste Gründe nachgedacht wurde.

»In der Neurasthenie gibt es ein modernes Element, das der Melancholie fehlt«, schreibt der französische Philosoph Alain Ehrenberg in seinem Buch »Das erschöpfte Selbst«. Es ist eine Krankheit, durch die sich die »soziale Durchlässigkeit des Geistes anbahnt«. Doch mit der wiederum war es so eine Sache. Unter all den Rohköstlern, Theosophen, Anarchisten, Mystikern und politisch Radikalen war nicht recht auszumachen, wohin die Reise des kollektiven Nervenflatterns eigentlich gehen sollte. Baute man miteinander an einem synästhetischen »Weltfriedensgarten« und fand zu Entschleunigung und Balance zurück? Oder forcierte sich die Dynamik und schlug in etwas komplett Neues um? »Das Dilemma«, schreibt Helmuth Lethen in »Der Sound der Väter«, bestand darin, dass »Patienten und ihre Ärzte Nervosität nicht als Form gesteigerter Sensibilität, sondern ausschließlich als Vitalitätsverlust, als Mangel diagnostizierten und empfanden.« Entscheidende Fehllektüren, die zur Folge hatten, dass die Kaiserzeit in Sachen Psyche mit einer fatalen Defizitbilanz endete und einmal mehr der Ruf nach Eindeutigkeit, Entscheidungswillen und Nervenstärke laut wurde.

GEBANNTE HIRNE. Kreuzergeschwader und Botschafter-konferenzen, Warnungstelegramme und Ultimaten. Überall sah man Bilder von Hals über Kopf abreisenden Kurgästen und gesprengten Brücken. In der »Wiener Tages-Post« stand: »Wir nähern uns kritischen Tagen.« Auf der Hofjagd in Jain-zen in Ischl wurden rasch noch drei veritable Hirsche erlegt. Über ganz Mitteleuropa hing eine drückende Schwüle. Auch Schweiß macht nervös. Und dann ging alles sehr schnell: 1. August 1914 nachmittags um 4 Uhr allgemeine Mobilma-chung in Frankreich, zwanzig Minuten später in Deutsch-land. Die »Wiener Tages-Post« schrieb: »Nun ist die Kugel aus dem Lauf!« Schüsse, Kanonendonner, Granaten – etwas, was die Nerven offenbar erlösen konnte. »An den Fronten des Ersten Weltkrieges geht das Zeitalter der Nervosität zu Ende«, bemerkt Lethen lapidar.

Dem enthusiastischen Anfangstaumel im Moment des Kriegsausbruchs folgte massenhaft die prompte Ernüchte-rung. Neurastheniker jedweder Art hockten in den Erd-löchern, bissen sich auf die Handknöchel und warteten vol-ler Angst auf das Dauerfeuer des Feindes. Das hielt die Hirne in Bann. Nach der Kaiserzeit und dem beunruhigend diffu-sen Schwimmen der Sinne kam es zu radikalen Veränderungen von Wahrnehmungsprogrammen und Körperkon-zepten. Jetzt ging es um einen Körper, der keinen Pardon mehr kannte, der in Marsch zu bringen war, den man drill-en konnte, panzern musste, der bereit war, zu töten und getötet zu werden. Von der Horizontale in die Vertikale. Krieg ist vieles.

Die Textur der Realität ist etwas ungemein Verletzliches. Man kann an ihr herumbasteln, ihre Fäden kappen, sie so lange verformen, bis ihr irgendwann der Widerstand abhanden kommt. Geschieht das, wird im Grunde alles möglich. An die Stelle des ursprünglichen Gewebes tritt etwas, das einem bald so vertraut vorkommt wie die Ausgangstextur. Im Nachhinein ist die Erfahrung des Ersten Weltkrieges mit seinen zehn Millionen Toten und zwanzig Millionen Verletzten zu einer einzigen stoßartigen Realitätsentgleisung geworden, zu einer Alchimistenküche von Neuerungen, einer unübersetzbaren Nichterzählung, zu einem Ground Zero der Sprachlosigkeit. Die Hirne der »Feldgrauen« flimmerten nicht mehr wirr, sondern fielen aufgrund des Gesehenen schlichtweg aus.

Flugzeuge, U-Boote, Flammenwerfer, 42-Zentimeter-Granaten oder Panzer gehörten über Nacht zum neuen Sinnes-Inventar. Unterstände, Schützengräben, undurchdringlicher Rauch, unendliches Warten. Soldaten in Angst vor dem Sturmangriff, die dann doch aus ihren Löchern stürmten, über Stacheldrähte sprangen und sofort hinweggemäht wurden, einer wie der andere. Parole: »Wer fällt, stirbt den Heldentod!« Bilder von Geschützen, um die mindestens zehn Mann standen. Granattrichter als Explosionslandschaften. Hinter der Front kilometerlange Nachschubtransporte, Pferde, Bajonette, deutsche Offiziere mit Pickelhauben. Ab 1915 das »Gasieren« der feindlichen Truppen: der Gaskrieg als Psychodrama, als Chiffre einer neuen Physiologie des Krieges. Luftaufnahmen von Mondlandschaften in Ostfrankreich, dazwischen Tote. Zu guter Letzt der unendliche Zug der Versehrten und Zerlumpten, die mit hängenden Köpfen im November 1918 wieder gen Heimat zogen.

»Urkatastrophe«, »Generalprobe«, »industrialisierte Gewaltexzessive«, »Einfalltor ins Jahrhundert der Extreme« –

Schlagworte, mit denen der Erste Weltkrieg im Nachblick seine Signatur erhielt. Doch was die Grabenkrieger mit nach Hause schleppten, waren nicht nur abgefetzte Gliedmaßen, sondern auch, wie es Karl-Heinz Bohrer nannte, eine »neue Ästhetik des Schreckens«, die von nun an als das Nichtaufarbeitbare und damit als Irrationales in den Köpfen hauste. Zwar wurden die geschlagenen Helden in der Heimat hoch verehrt, sodass sich die Niederlagengeschichte Deutschlands – propagandistisch aufgeladen – in der Schwebe halten und als politische Erfahrung negiert werden konnte. Doch in den Familien hockte der namenlose Schmerz, der in irgendeiner Form anästhesiert werden musste. Eine wichtige Erinnerungsprothese wurde, dass Hinterbliebene kollektiv nach Frankreich oder Belgien pilgerten, um in der Fremde den toten, ortlosen Körper der Nächsten wenigstens im Imaginären zu bergen.

Was die Bildgeschichte des Ersten Weltkrieges angeht, verweist die aktuelle Forschung darauf, dass Reenactment bereits zu der Zeit gang und gäbe war. Nur wenig mehr als zehn Prozent des zumeist spektakulären Bildmaterials über den Krieg zeigt originale Kriegshandlungen. Alles andere wurde nachgestellt, bei Manövern aufgenommen oder stammte von vornherein aus Spielfilmen. Bilder von verwundeten oder versehrten Körpern sollten die deutsche Öffentlichkeit nicht erreichen, da sie die Moral an der Heimatfront hätten beeinträchtigen können. Fliegerasse wie der »Rote Baron« Richthofen dagegen waren willkommene Medien für den Propaganda-Mythos eines ehrenhaft geführten, sauberen Krieges.

ÖKONOMIE DES SCHMERZES. Was aber sind dann Realität, Erfahrung, Tatsache, wenn das innere Bildrepertoire einer Gesellschaft oder Nation im Hinblick auf das eigentliche Ereignis derart verstellt ist? Welche Tiefenschärfe der Erinnerung, welche Trauer ist so überhaupt möglich? Es kann nicht Zufall sein, dass mitten im Krieg, im Jahr 1917, Sigmund Freuds Aufsatz »Trauer und Melancholie«, einer der Urtexte zur Depression, öffentlich wurde. Der Entdecker des Unbewussten hielt dabei – nicht unerwartet – am kulturhistorisch vertäuten Begriff der Melancholie fest. Die Aufwertung von Melancholie und Seele war für Freud eine sowohl analytisch-therapeutische als auch moralische Handlungsvorlage.

Über den Begriff der Trauer hält er zunächst fest, dass sie »regelmäßig die Reaktion auf den Verlust einer geliebten Person oder einer an ihre Stelle gerückten Abstraktion wie Vaterland, Freiheit, ein Ideal usw.« sei. Es würde uns nie einfallen, betonte Freud, »die Trauer als einen krankhaften Zustand zu betrachten und dem Arzt zur Behandlung zu übergeben, obwohl sie schwere Abweichungen vom normalen Lebensverhalten mit sich bringt«. Mit Wissen um die generelle »Schmerzunlust« des Menschen hielt er den Weg durch den Schmerz aber für grundsätzlich notwendig, damit »alle Libido aus ihren Verknüpfungen mit dem Objekt« abgezogen werde und das Ich »nach der Vollendung der Trauerarbeit wieder frei und ungehemmt« sein könne.

Worin unterschieden sich dann aber Trauer und Melancholie bei Freud? Auch im Fall der Melancholie, schrieb er, gab es zunächst eine Objektwahl, auch eine Bindung der Libido, auch den Verlust, der sich ebenso wie die Trauer auf ein »geliebtes Objekt« beziehen oder »von mehr ideeller Natur« sein könne. In diesen drei Aspekten sind Melancholie und Trauer völlig identisch. Doch dann passiert etwas unstreitig anderes, und es ist spürbar, dass diese Differenz auf Freud selbst wenigstens irritierend, wenn nicht gar befremdlich wirkte. Denn bei der Depression wurde die »Libido nicht auf ein anderes Objekt verschoben, sondern ins Ich zurückgezogen. Dort fand sie aber nicht eine beliebige Verwendung, sondern diente dazu, eine Identifizierung des Ichs mit dem aufgegebenen Objekt herzustellen. Der Schatten des Objekts fiel so auf das Ich, welches nun von einer besonderen Instanz wie ein Objekt, wie das verlassene Objekt, beurteilt werden konnte.« So verschlungen sich Freuds Überlegungen an dieser Stelle auch lesen, so folgerichtig waren sie: »Der melancholische Komplex verhält sich wie eine offene Wunde, zieht von allen Seiten Besetzungsenergien an sich und entleert das Ich bis zur völligen Verarmung.« Im Verlauf seiner Theorie machte Freud die »offene Wunde« zu einer hochkomplexen Schattenarbeit, zu einer Krankheit des Über-Ich, zu einem verurteilenden Projekt des Gewissens. »Was wir hier kennenlernen, ist die gewöhnlich Gewissen genannte Instanz.«

Das ehemals geliebte Objekt, egal, ob von konkreter oder ideeller Natur, besetzt in Freuds Depressions-Modell das Ich in einer Weise, dass er von Ich-Veränderung, einem partiellen Ich-Verlust, unter Umständen sogar von einer »Manie« spricht. »Wir sehen, dass das Ich sich herabwürdigt und gegen sich wütet, und verstehen so wenig wie der Kranke, wozu das führen und wie sich das ändern kann.« Bei dieser Art Seelenlähmung machte Freud halt und schlug stattdessen vor, bei der herausgestellten »Regression der Libido ins Ich« innezuhalten, »bis wir Einsicht in die ökonomische Natur zunächst des körperlichen und dann des ihm analogen seelischen Schmerzes gewonnen haben«.

Freuds frühe Depressionstheorie ist Fragment geblieben. Seine weitreichende Basisarbeit bietet sich jedoch in all seiner Verästelung als ein Endstück unterschiedlichster Anfänge an, als eine Art Palimpsest von Destruktion und

Selbstdestruktion, und ist darin nicht nur ein stimmiges Bild für die Depression selbst, sondern nimmt auch im besten kulturkritischen Sinne ein historisches Ereignis vorweg. Gleich einer Lupe, dabei nicht ohne die Freud kennzeichnende Distanz, hatte er sich über diverse Gründerzeit-Gemeinschaften gebeugt und sie analytisch abgesucht. Das Schattenhafte als Gemeinschaftsphänomen war ihm demnach bestens vertraut. Doch erst innerhalb der Gemeinschaft des Krieges schien es ihm möglich, den hartnäckigen Schattenkampf des Gewissens theoretisch dingfest zu machen. Eine Idee, die nicht von ungefähr kam. Hatte Freud den Ausbruch des Ersten Weltkrieges noch mit einer für ihn ungewöhnlichen Emphase begrüßt – seine »ganze Libido« gehöre Österreich-Ungarn hieß es da –, folgte wie bei vielen schnelle Resignation. Insofern bietet sich Freuds Depressionstheorie auch als Lektüre eines weitsichtigen Pseudonyms für die nahende Implosion der K.u.K.-Vielvölkermonarchie an. Ein zweites Kakanien war eben nicht in Sicht.

Bestanden Freuds frühere Arbeiten über die Natur der menschlichen Aggression noch ganz aus sachlicher Analyse und Literatur, wurden seine Befürchtungen im Hinblick auf den Destruktionstrieb des Menschen in Texten wie »Das Unbehagen in der Kultur« von 1930 oder »Warum Krieg« von 1932 immer unüberhörbarer. Nach der Depressions-Theorie von 1917 schien sein Denken und Schreiben selbst immer depressiver zu werden. Mit gesteigerter Unruhe beobachtete er die Macht narzisstischer Zerstörungswut. Würde der Mensch überhaupt noch in der Lage sein, seine abgründige Aggressionslust zu sublimieren? Freuds Sensibilität wurde zum Seismograf. Hitlers Lehrjahre waren nun mal in Wien.

BROTMARKEN UND FLEISCHKARTEN. Aber was war eigentlich aus Klara, Erna, Martin, Sigi und all den anderen Kindern aus Michael Hanekes Film »Das weiße Band« geworden? Wie hatten sie den Krieg erlebt? Welche Bilder beschäftigten sie? Was war aus ihrer vielfach verknoteten Bänder-Welt geworden? Und was war mit Frieda, Karl, Irma, Annerose, Hermine, Otto? Alles keine Filmfiguren, aber ebenfalls Kinder, zwischen 1900 und 1920 geboren und später die 33er-Generation genannt? »Die wichtigen Ereignisse zu Anfang des Krieges wie auch alle bedeutenden Siegesnachrichten später wurden nach einer Ansprache des Direktors in der Aula durch Aussetzen des ganzen Unterrichts oder einzelner Stunden gebührend gefeiert«, heißt es in einer Holsteiner Schulchronik. Vielleicht hallten auf den Fluren noch die Sätze des Direktors wider, in jedem Fall sogen die Schulkinder den Ton auf und übersetzten ihn in vollkommene Begeisterung. Auch dieser Jubel verhallte.

Für die Lehrer, die an die Front eingezogen wurden, brauchte man Unterrichtsersatz. Die Kinder brachten die Nachrichten vom Tod ihrer Väter, Brüder, Onkel und Verwandten mit in die Klassenzimmer. Schulstunden fielen aus. Ostpreußische Flüchtlinge zogen in die Turnhallen der Schulen ein. Je länger der Krieg dauerte, umso unabkömmlicher wurden die Kleinsten. Ihr Pflichtprogramm kannte nicht mehr und nicht weniger als die Lebenssicherung der Nation. Sie mussten emsig Beeren, Laub, Pilze und Frauenhaar sammeln oder Brennnesseln und Gemüseschädlinge bekämpfen. Vom ertüchtigten Körper kämpfte sich der Krieg in die Hirne vor und nahm die Herzen in Besitz. Nicht lange, und »ein Teil der Schüler aus den Klassen Unterprima, Ober- und Untersekunda trat in edler Begeisterung für die Sache des Vaterlandes ins Heer«. Der Krieg brachte die Kinderseele in Marsch. Sie schwamm mit im Strom. Es ging um Lebensbemeisterung, um Normen, ums Leisten. Hier war kein Schutz mehr, hier verwischten sich alle Grenzen.

Dem Leben dennoch ein Stück Normalität abtrotzen, Filmvorführungen in der Kirche einrichten, in den Rüstungsfabriken die Männer ersetzen, die Erholungsfürsorge für Kinder organisieren, Erziehungsanstalten für Verwaiste einrichten – die deutschen Frauen erlebten den Krieg als Emanzipationsschub, verließen Heim und Herd und rückten in die Fabriken ein. Trotz Trauer und Schmerz hielten sie vielerorts die Produktion weitgehend aufrecht. Die Heimatfront stand.

16. Februar 1916. Vollmond, klares Wetter, Frost. Stunden, in denen die Entscheidung für den Angriff vor Verdun fiel. In den Zeitungen stand viel von Stellungskriegen. Europa schien aufgerieben, Agenten wurden ausgetauscht. Unversehens kam man zwischen die Fronten. Deutschland war ein Reich der Brotmarken und Fleischkarten, des Leichenhausgeruchs, der Daueransprachen an die Nation und wachsender Spannungen geworden. Die Zeit roch nach Unruhe und Angst. Im Sommer 1917 sah man an vielen Orten Deutschlands zornige Mütter mit ihren Kindern an der Hand Bäcker und Schlachterläden stürmen. Hunger und Not wurden unerträglich. Noch am 2. September 1917 schrieb ein »alter preußischer Offizier« in der »Deutschen Kriegszeitung«: »Wir fechten und schlagen so lange, bis der Gegner genug hat.« Der Satz schien einigermaßen aus der Zeit gefallen. Deutschland hatte zu dem Zeitpunkt schon an die zwei Millionen tote Soldaten, 2,4 Millionen sollten es insgesamt werden. Es gab über 600 000 Witwen, knapp eine Million Halb- und Vollwaisen. Am 11. November 1918 um 11 Uhr schwiegen die Waffen. Der Krieg war verloren.

FAMILIENBESTECKE. Ida Neubüser, 1913 in Köthen geboren, erinnerte sich ein Leben lang daran, wie sie der ältere
Bruder Hans in seiner schönen Matrosenuniform in die Luft
geworfen und es dabei in ihrem Bauch gekribbelt hatte.
Zweimal kam der Bruder auf Heimaturlaub. Stand er in der
Tür, hob er als Erstes Ida auf den Arm, strahlte und schleu-
derte sie in die Luft, bis die Kleine zu jauchzen begann. Das
war im Jahr 1917. Ida war vier Jahre alt. Nur Wochen später
erreichte Karl und Helmine Neubüser die Nachricht, dass
das U-Boot mit Hans versenkt worden war. Auch der zweite,
ältere, Bruder Fritz kam nicht mehr nach Hause. Er fiel beinah zeitgleich in Frankreich. Die Eltern erhielten einen
Brief, eine Woche darauf den zweiten, beide mit identischem
Wortlaut: »Zum Gedenken unserer gefallenen Helden!« Nach
der zweiten Post brach die Mutter zusammen und erstarrte
im Schmerz. Bis dahin war Helmine Neubüser eine lebens-
kluge, warmherzige Frau gewesen. Auf einem Foto sieht
man sie mit hochgeschlossener Bluse und Lou-Andreas-
Salomé-Augen, die dunkelbraunen Haare durch einen Mit-
telscheitel zu einem festen Knoten im Nacken gebunden.
Seit dem Tod ihrer beiden Söhne lebte sie in einem eigenen
Schattenreich, in einer manifesten Depression.

Vater Karl Neubüser, 1893 geboren, von Beruf Schuhmacher, sympathisierte offen mit der SPD. Wenn er auf die Stör
musste und nach der Arbeit in den umliegenden Dorfknei-
pen sein Bier trank, hieß er dort der »Rote Schuster«. Eine
Art Dauerpöbelei, für die er sich zu Hause entsprechend
Ausgleich verschaffte. Lederriemen, Eisenkette, entfesselter
Jähzorn gehörten zum Familienalltag. Da der erstarrte Mut-
terkörper auf unabsehbare Zeit ausfiel, hielt er sich an seine
sechs Töchter, die zwischen vier und zwölf Jahre alt waren.
Sie waren Freiwild für die sexuellen Wünsche des Vaters.
Das konsequent patriarchale Züchtigungsrecht, ursprüng-

lich als Präventionspraxis gegen die Sünde an Gott instal-
liert, verweltlichte im 19. Jahrhundert zusehends, bis es
1896 gesetzlich verankert wurde. Praktiziert wurde es insbesondere da, wo die Gesellschaft Züchtigung zur Durchsetzung von Weisungsbefugnissen oder im Sinne des Erzie-
hungsauftrags, also in Familien, Ausbildungseinrichtungen,
Gefängnissen, Heimen oder beim Militär, für nötig befand.
Züchtigung demnach als Verwaltungs- und Normierungs-
prinzip der Sinne und des Körpers, aus erzieherisch-ratio-
nalen Gründen. Das Schlagen aus dem Affekt heraus galt
als diskreditiert, da es den pädagogischen Auftrag verfehl-
te. Ist Gewalt als Erziehungsstil aber erst einmal zugelassen,
braucht man auf deren Entgrenzung nicht lange zu warten.
Der tabuisierte Schmerz und das enorme Schweigevolumen
über den Ersten Weltkrieg, all die eingekapselten Kriegstrau-
mata, verschoben die extremen Gewalterfahrungen tief
und anhaltend in die Familien hinein. Eine Zeit der Bänder
und Knoten.

Karl Neubüser – zwischen 1914 und 1918 im Frontein-
satz, über den zeit seines Lebens kein einziger Satz fiel –
war nicht der Einzige, der das gesetzlich verankerte Züchtigungsrecht zu einem persönlichen umformte: Zucht und
rohe Gewalt im Sinne der Reinigung, brutalste Strafe als
Voraussetzung für Respekt, sexueller Missbrauch als per-
vertierte Lust und Kontrolle. Überhaupt gehörten Dreifuß,
Schusterhammer, Nadeln, Eisenstifte, Nägel, Pressbalken –
eigentlich eher Interieur einer Schusterwerkstatt – wie
selbstverständlich zum zügelnden Familienbesteck. Ziehen, pochen, schlagen, nageln, hämmern. Die Häute der
Mädchen wurden genauso malträtiert wie das Schuhleder
der Kunden. Ein Handwerk, das in Deutschland lange Tradition hatte.

Mit vierzehn Jahren sollte Ida Neubüser – da sie in der

Schule nur Einsen hatte und Klassenbeste war – ein Stipendium als Porzellanmalerin in Dresden erhalten. Die Tochter eines Schuhmachers aus Köthen als Weltschöpferin ausufernder Blumenwelten und fragilster Ornamente? Ein schwarzhaariges, schmales Mädchen in weißer Bluse inmitten des Glanzes der tausend Muster, als Regentin einer schönen Welt aus Schnörkeln und mäandernder Details? Als die Mutter noch bei Sprache war, hatte sie gern und ausufernd über das weiße Meißner Gold und damit auch über Alchimisten, Könige und traurige Mätressen erzählt. Die ungestüme Gräfin Cosel hatte Ida schwer beschäftigt. Vierzig Jahre verbannt in einem Turm hausen? Wenn das kein Schicksal war! Geschichten, die zu jeder sächsischen Kindheit gehörten und in den Köpfen der Jüngsten jede Menge projektive Befreiungsideen in Gang setzten. Wer wollte nicht eine sagenumwobene Schönheit statt seiner aus schlimmster Pein erlösen? Porzellanmalerin wurde Ida Neubüser nicht. Sie durfte gerade mal ein Vierteljahr zu einem Schneider in die Lehre gehen. Nach drei Monaten Kurzausbildung musste sie in Stellung, zuerst auf Burg Scheidungen, später in Weißenfels, bei der Familie eines betuchten Adligen.

IN DER FÜRSTENSUITE DER ERINNERUNG. Zwischen Herbst 1918 und der Inflation 1921 brach für die meisten Deutschen der politische und soziale Boden weg. Kaiser Wilhelm II. hatte sich in die Niederlande verkrochen. Militärische Ehren und jede Menge Barvermögen flogen meistbietend über Bord. Deutschland stand ziemlich nackt da, mit zerschossenem Gesicht oder mit wenigstens tiefen Löchern und Schrammen. Die Stimmung war trostlos: desillusioniert, feindselig, depressiv. Von der vorgeblichen Kulturnation war nicht viel übrig geblieben. Statt Ruhm stülpte

Europa den geschredderten Deutschen das Verdikt des alleinverantwortlichen Kriegstreibers über. Das Land selbst schlingerte durch revolutionäre Nachkriegswirren: Generalstreiks, Arbeiterräte, Matrosenaufstände, Massendemonstrationen. Wie ein Virus erreichten die Unruhen auch das Nervenzentrum des Landes, die Reichshauptstadt. In Berlin krachte es an allen Ecken und Enden. Das demokratisch ausgerufene Deutschland steigerte sich zu einer gigantischen Umwälzmaschine, die vor sich hin stampfte, ohne wissen zu wollen, wohin. Ein gutes Stück Wirklichkeitsvergessenheit, jede Menge Selbsttäuschung, darüber ordentlich Make-up, was soll's, im rastlosen Herzen der neuen Republik leuchtete das Leben wieder auf in bizarren Farben. Nach Niederlage, Hunger, Elend und Inflation gelang zwischen 1924 und 1929 der »gepumpte Aufschwung«. Taumelnde, wilde, selbstvergessene Jahre. Da lag etwas offen, was noch nach seiner Form suchte.

Mit Zigarette im Mund, mit Bubikopf und knallroten Lippen, knabenhaft androgyn, in weichen fließenden Stoffen, ausgestattet mit lasziver Eleganz, war auf den Straßen von Berlin nun auch die selbstsichere, unabhängige Frau unterwegs. Die weibliche Lebenswelt, durch den Krieg bereits in Bewegung gekommen, erfand sich in diesem Moment neu. Allein Mitte der Zwanzigerjahre wurden in Deutschland anderthalb Millionen weibliche Angestellte gezählt, dreimal so viele wie 1907. Wegen der deutlich geringeren Bezahlung galten sie als hart befehdete »Schmutzkonkurrenz« der männlichen Angestellten. Neue Frau hin oder her. Letzten Endes gehörte das irisierende Phänomen zu einer weit größeren Obsession. Es ging um den Neuen Menschen – eine Figur zwischen Wünschen, Ansprüchen, Ideen, Hoffnungen, Sehnsüchten einer Zeit, der man zutraute, alles zu werden. Vermutlich war es das Problem der Gleichzeitigkeit, das dieses Phänomen so anziehend wie suspekt machte. Für die einen galt der Neue Mensch als der missbrauchte, züchtbare, durchfunktionierte Mensch, für die anderen wurde er der beseelte, religiös erweckte Heilige, für den Dritten die künstliche, dynamisch kraftvolle Maschine. Er war das Urbild für eine Reihe von Expressionisten im Sinne der Bekehrung, Neubestimmung, Verwandlung und für Ernst Jünger der heroische »kaltblütige Krieger«, den die apokalyptischen Katastrophen vollkommen unbewegt ließen.

Die Goldenen Zwanziger oder auch die Zwischenkriegszeit, über die mittlerweile wohl alles geschrieben ist: Dem durch nichts zu trübenden Erinnerungsmonolith ist es auf seltsame Weise gelungen, sich tief in die mentale Wunschlandschaft der Deutschen einzugraben. Er lebt von der Suggestion, dass erst einmal gut war, was kurze Zeit später so verheerend endete. Wer es nicht geschafft hatte, in den Goldenen Jahren ordentlich Geld zu scheffeln oder wenigstens Künstler zu werden, musste irgendwie selbst dran schuld gewesen sein. Bei aller Exzentrik und Agilität lugt in Bezug auf die historische Lieblingszeit der Deutschen wohl am deutlichsten noch das Konzept der kalten Nerven hervor. Den Erfahrungsvorsprung derer, die im Krieg in den Schützengräben gehockt hatten, aber das Gesehene eisern beschwiegen, kompensierte die Generation der Kriegsjugend durch einen Lebensstil der Sachlichkeit, Radikalität, Selbstdisziplin und Härte. Sie übernahmen von den Älteren das männliche Kriegerideal und transponierten es ins Innere.

»Allen radikalen Konstruktionen des Neuen Menschen ist gemeinsam, dass sie die Mittelzone einer Gesellschaft, in der Austausch und Ausgleich stattfinden könnten, eliminieren. Sie gehorchen einem Diktat, das aus dem Zeitalter der Nervosität stammte: Sich in Form bringen!«, schrieb Helmuth Lethen. In den Zeitungen stand viel von »fixen

Lebensformen und fixen Lebensgewohnheiten«. Man las unentwegt vom »großen Aufbruch«, von eben jenem »Neuen Menschen« und ab und an schon von einem schnurrbärtigen, zu kurz gewachsenen Mann aus Braunau am Inn, der sich in München auf Berlin vorbereitete und 1923 – noch dilettantisch – die »Nationale Revolution« – zu entfachen versuchte.

TRANSZENDENTALE ÄRZTE. Ida Neubüser hatte sich mit Klugheit, Eifer, ihren auf dem Kopf artig zum Kranz gebundenen schwarzen Haaren und den von der Mutter stammenden dunklen Augen im Haus der reichen Weißenfelser Adelsfamilie unabkömmlich gemacht. Des Nachts verschloss sie ihre Kammer, da etliche neue Väter in Anmarsch waren. Selbst der Hausherr konnte sein gesteigertes Interesse an der mittlerweile Neunzehnjährigen kaum noch zügeln. Wenn Ida jedoch außer Dienst war, traf sie Friedrich, der in einer der knapp hundert Schuhfabriken der Stadt arbeitete. Sie war ihm zufällig beim Krämer begegnet. Dabei war Friedrich im Grunde nicht Friedrich, sondern Max. Nur durfte man ihn nicht Max nennen, da er ganz aus dem Dichter Novalis bestand, der selbst lange Zeit in Weißenfels gelebt hatte. Max erzählte Ida von Dingen, die ihr bisher nicht zu Ohren gekommen waren. Wer wusste schon von »transzendentalen Ärzten«, »dem Selbstbewusstsein des Universums« oder »von der Poesie der Armut«? Ida kannte sich aus in dem, was Hunger war. Was sollte poetisch daran sein?

Trotzdem mochte sie Max' oder eben Friedrichs Erregung, wenn sie beide zusammen am Rand von Weißenfels auf einer Wiese saßen und er ihr seine absurden Gedanken ins Ohr flüsterte. Es waren Worte, die sie woandershin trugen: »Licht und Schattenreich leben durcheinander.« – »Die Betrachtung der Welt ist wie die Betrachtung eines großen

Gemüts.« Sie verstand nicht viel davon, aber sie mochte das sehr. »Erkenne, was für ein Rhythmus den Menschen hält.« Sätze, die es ihr zugleich möglich machten, mit Max über die toten Brüder zu sprechen, über die erstarrte Mutter, die Bänder, die gebogenen Nadeln, den Pressbalken, den harten Körper des Vaters. Wenn Ida von zu Hause erzählte, saß Max still neben ihr und hielt vorsichtig die Hand. Später liefen sie über die Brücke, an die Stelle an der Saale, wo Novalis oft gesessen hatte. Am 13. März 1936 heirateten sie. Ida Neubüser hieß nun Ida Kahn. Bald war sie schwanger. Erst kam Werner, ein Jahr später Käthe, dann Anna.

Als Ida mit 15 Jahren ihre Familie verlassen hatte, gab die ansonsten vor sich hin dämmernde Mutter ihr ein Lebensmotto mit: »Über alles die Pflicht!« Es hing seitdem – eingerahmt, in Altdeutsch und fein säuberlich gestickt – in einem Holzrahmen in Idas Kammer und von nun an über dem Ehebett. Wenn sie gelegentlich zu Besuch nach Hause fuhr, saß der Vater am Küchentisch und schimpfte über die große Politik, über die Kommunistenprozesse in Naumburg und die Verhaftungen der Köthener Sozialdemokraten. Ida fand auch, dass sich das Land verändert hatte. Am 30. Januar 1933 war Adolf Hitler Reichskanzler geworden. Man hörte ihn nun unentwegt über die »patriotische Erziehung« und das »völkische Ganze« schwadronieren. Immer unverhohlener ging es um »gegebenes Menschenmaterial, das zu schleifen« sei. Hitler war auf »Triumphmarsch« gegen das vermeintlich Dumpfe der abgesägten Republik, deren Schlappen und Mängel. Sein »ganzer Deutscher« sollte Glanz und neue Größe haben und sich in ungeahnte Dimension straffen.

Das tat er denn auch. Es wurde marschiert und gejubelt, gewandert und gefeiert. Und auch wieder viel gesammelt: Maikäfer, Heilkräuter, Knochen, Stanniolpapier, Altpapier,

Knüllpapier, fürs Winterhilfswerk, für »Kraft durch Freude«, für das Jugendherbergswerk, für die Deutsche Kriegsgräberfürsorge, für den Reichsmütterdienst, für den Reichsopferpfennig. Es wurde der Leib ertüchtigt und heftig umgedacht. Um den »gesunden Volkskörper« in Form zu bringen, verlangte Hitler insbesondere von der Jugend »Charakter und Willensbildung«. »Es soll kein Knabe und kein Mädchen die Schule verlassen, ohne zur letzten Erkenntnis über die Notwendigkeit und das Wesen der Blutreinheit geführt worden zu sein.« Ida hörte Hitlers Offerten an den Irrsinn immer nur mit halbem Ohr. Sie hatte andere Sorgen. Schon wieder war sie schwanger, bekam das vierte Kind: Christina. Die Wohnung der Kahns war längst zu klein geworden. Hunger und Not gehörten zum Alltag. »Poesie der Armut«? Für Max, schien es Ida, waren die gemeinsamen »geistigen Tänze« ausgetanzt. Umso mehr lebte sie nun mit Novalis, in seinem »Land der Wolken«, seinem »Traum der Schmerzen«, umso mehr hatte sie Sehnsucht nach seinen »wilden, brennenden Tieren«. Aber was sollte mit den Kindern werden, wenn die demnächst in die Schule mussten?

UNRUHIGE HIMMEL. Jedes bedeutende historische Ereignis hat eine Fortsetzung. Auf 1914 folgte 1939. Schon im ersten Kriegsjahr wurden in Weißenfels die Papierfabrik Dietrich und die Nolleschen Werke umgebaut und dort Schießbaumwolle, Granaten und Flugzeugteile hergestellt. Im Februar 1940 erhielt Max Kahn durch das Wehrmeldeamt Weißenfels seinen Stellungsbefehl. Ida begleitete ihn über die Saale-Brücke zum Bahnhof. Es lag Schnee. Sie wollten sich noch etwas mitgeben, zwei, drei Sätze, etwas vielleicht für länger. Ihm fiel nichts Rechtes ein. Sie fragte nach Novalis' Briefen. Ob er sie denn noch im Kopf haben würde? Briefe? Welche Briefe? Sie schauten sich lange an. Eine Zeit lang hörte Ida nichts von Max. Irgendwann kam eine Karte. Er schrieb, dass er es nicht schlecht getroffen hätte. Er sei im Reichsgau Wartheland stationiert. Es würde ruhig zugehen. Genug zu essen gäbe es auch. Sie brauche sich keine Sorgen machen. Viermal kam er auf Heimaturlaub. Im Dezember 1943 wurde das fünfte Kind, Heinz, geboren.

Januar 1943. Der Krieg an der Ostfront ging in die entscheidende Phase. Die schnellen Siege der Deutschen waren vorbei, die Verluste immens. Aus der Blitzkriegsversion war längst eine Verteidigungsschlacht geworden. Am letzten Januartag 1943 kapitulierte die 6. Armee in Stalingrad. Am 18. Februar 1943 rief Goebbels im Berliner Sportpalast vor auserwählter Menge den »totalen Krieg« aus. Kurze Zeit später wurden Städte wie Frankfurt, Kassel, Worms, Darmstadt oder Hamburg bombardiert. Die Deutschen beobachteten unruhig den Himmel und zogen ihre Schlüsse. Für die britisch-amerikanischen Flieger war der Industrieraum Leuna, Bitterfeld, Leipzig, Halle und somit auch Weißenfels ein sogenannt »wichtiges militärisch-strategisches Ziel«. Im Frühjahr 1945 wurde die damalige Provinz Sachsen zum Frontgebiet erklärt. Vom Westen her näherten sich amerikanische, vom Osten sowjetische Truppen. Im Raum dazwischen herrschte totales Chaos: deutsche Truppenverbände und Verwundetentransporte, Evakuierte, Vertriebene, Flüchtlinge, Zwangs- und Fremdarbeiter, die allesamt ziellos umherirrten und nur eins wollten: überleben. Keine Versorgung, keine Kohlen, Plünderungen, Hunger, Tote. Ida hatte ihr Ohr den ganzen Tag über am Rundfunkgerät. Weißenfels wartete mit jedem Tag auf die Großoffensive. Am Ende kam die Stadt vergleichsweise glimpflich davon.

Idas Inferno aber kam auf anderen Wegen. Im Januar 1945 starb Mutter Helmine, die nach dem Tod der beiden Söhne nie mehr aus ihrer Lähmung herausgefunden hatte. Der

Vater starb drei Wochen darauf. Im März 1945 erhielt Ida Kahn die Nachricht, dass ihr Mann in den polnischen Wäldern von Partisanen erschossen worden war. Nachdem die 69. US-Infantery-Division in den ersten Apriltagen 1945 die alte Garnisonsstadt Weißenfels befreit hatte, zog am 1. Juli die sowjetische Armee in die Straßburg-Kaserne an der Selauer Straße ein. Die Frauen der Stadt verkleideten sich als Männer, täuschten ansteckende Krankheiten vor, versteckten sich, beschmierten ihre Gesichter mit Asche, Grieß oder Honig. Den systematischen Vergewaltigungsexzessen der Sowjets entgingen sie damit nicht. Im Siegesrausch und mit gezückter Waffe drangen die Soldaten in Bunker und Wohnungen ein und vergewaltigten wahllos Mädchen, Frauen, Greisinnen. Als Ida beim Hamstern von einem Trupp Sowjets aufgegriffen wurde, war auch sie dran. Anfangs wehrte sie sich noch. Als aber einer der Soldaten ihr kurzerhand die Vorderzähne ausschlug, gab es keine Gegenwehr mehr, ließ sie die Prozedur der Männer nur noch über sich ergehen.

Im Gegenteil: Sie gewöhnte sich daran. Die Kinder hatten Hunger. Die Zeit war elend. Wovon sollten sie zu sechst leben? Die Soldaten von der Selauer Straße kamen bald regelmäßig in ihre Wohnung. Sie brachten Essen mit und waren freundlich zu den Kindern. Wenn die Männer das taten, was Ida ihre »Anstellung« nannte, hockten die fünf daneben und knabberten russisches Konfekt.

GLAUBE, LIEBE, HOFFNUNG. Vier Jahre nach Kriegsende gab es nicht nur zwei deutsche Länder, sondern im Leben von Ida Kahn auch wieder einen Mann. Karl-Heinz Schramm hatte Schuhmacher gelernt wie ihr Vater. Er war 1895 in Halle geboren und brachte in die neue Beziehung vier Kinder mit. Seine Frau war im April 1945 bei der Bombardierung ihres Wohnhauses verschüttet worden. Ein Mann Mitte fünfzig? Ida, 36 Jahre alt, alleinstehend, mit fünf Kindern, überlegte nicht lange. In der männerlosen Zeit nach dem Krieg – 4,7 Millionen gefallene deutsche Soldaten, mehr als eine Million Witwen, etwa 100 000 Vollwaisen und fast 2,5 Millionen Halbwaisen – gab es nicht viel zu wählen. Es wurde keine Liebes-, eher eine Zweckheirat. Er schlug ihr vor, mit ihm nach Merseburg zu gehen. Weißenfels als eigentliches Schuhzentrum des Landes bot wenig realen Boden für die Existenz der neuen Großfamilie. Als Kommunist – er war Gründungsmitglied der KPD – hatte er im Raum Halle/Naumburg recht gute Verbindungen, die halfen, zentral, in der Nähe des Merseburger Doms, eine zwar feuchte, aber immerhin geräumige Wohnung zu beziehen. Das war nicht wenig in dieser Zeit.

In der Stube hing ein großes Bild von Max in Soldatenuniform, mit schwarzem Flor. Ida las noch immer Novalis. Ihre neueste Marotte aber waren die Zaubersprüche. »Einige hefteten Fesseln, einige reizten die Heere auf.« Irgendwas musste es doch haben, mit den schönen Folianten in der Dom-Bibliothek um die Ecke. Der neue Mann schüttelte nur den Kopf. Als Kommunist war er 1946, nach der Zwangsvereinigung von KPD und SPD zur SED, aus der Partei geschmissen worden. Die Sache mit den Sozis hatte ihm total gestunken. »Unglaublich das!«, warf er seinen Genossen vor. Und dann noch der Gulag, die NKWD-Lager, das Gelbe Elend, Waldheim. Ihm musste man nichts erzählen. Für ihn war das Projekt DDR gestorben. Aber jetzt noch diese traurige Frau, mit ihren bekloppten Sprüchen: »Entspringe den Haftbanden, entkomme den Feinden.« Ha! Von Entkommen keine Spur. 1953 wurde Beate geboren, 1954 Hans, 1956 Rosa, 1958 Dieter.

Dreizehn Kinder saßen nun am Tisch der Schramms. Es blieb nicht dabei. Kurz nach Dieters Geburt war der Vater in seiner unbeherrschbaren Wut aus der Werkstatt gestürzt gekommen und hatte die dreizehnjährige Christina, eine Tochter aus erster Ehe, mit dem Hammer so schwer auf den Kopf geschlagen, dass sie ins Krankenhaus eingeliefert werden musste. Es kam zum Prozess. Ida verlangte von der Tochter, dass sie im Gerichtssaal den Schlag ungeschehen machen solle, da die jüngeren Geschwister ansonsten ins Heim kommen würden. Die Tochter tat, was die Mutter verlangte, und wurde dafür im regionalen SED-Blatt als Lügnerin entlarvt. Außerdem verfügte das Gericht ihre Einweisung in ein Kinderheim. Zwei Brüder flohen 1958 und 1959 wegen der ungehemmten Prügel des Vaters und seinen Schlägereien mit der Eisenkette in den Westen. Johanna, vielleicht die Zarteste unter den Schramm-Kindern, wurde vom Vater regelmäßig sexuell missbraucht, seit sie fünf Jahre alt war. Im Juni 1963 – da war sie zehn – kam sie eines Tages aus der Schule, ging in seine Werkstatt und sagte leise: »Vater, wenn ich mal sterbe, ist es nicht weiter schlimm. Dann darfst du nicht traurig sein. Es ist doch eine schlechte Welt da draußen.« Am nächsten Tag band sich Johanna zwei Pfingstrosen ins Haar, zog ihr weißes Kleid an, lief auf die Straße und ließ sich von einem Molkereiauto überfahren. Hans, Idas Liebling, erhängte sich am 11. August 1966 an der Kinderschaukel im Garten.

Dieser Tag war auch der Geburtstag von Rosa, der zwei Jahre jüngeren Schwester. Die Mutter hatte ihr ein Kleid genäht, eine Torte gebacken, den Tisch in der großen Wohnküche gedeckt. Das Geburtstagskind wartete darauf, dass die Familie zusammenkam. Rosa wird sich immer an den Augenblick erinnern, wie der Vater in der Tür stand, nachdem er Hans im Garten gefunden hatte. Stunden vorher hatten sich die beiden Geschwister noch gestritten. Rosa schimpfte mit Hans, weil er sie nie in Ruhe lernen lassen

konnte. Und sie lernte so gern. »Als Kind war ich sehr neu-
gierig und habe viel beobachtet. Licht, Gerüche, Geräusche,
Farben, Bilder«, erzählt sie.

Der Tod des Bruders machte Rosa zum Zeitlupenmädchen.
Sie fiel wie aus der Zeit. Etwas in ihrer inneren Welt fiel
und fiel, in ein unermessliches Nichts. »Ich erinnere mich
an einen Wintermorgen«, erzählt sie. »Ich war müde und
fror. Meine große Schwester schimpfte, weil ich mich nicht
schnell genug anziehen konnte. Der Flur war kalt, und
ich kriegte die Schleifen an den Schnürsenkeln nicht hin.
Gleichzeitig wurden mir meine langen Haare gekämmt und
zu Zöpfen gebunden. Meine Hände schmerzten vor Kälte.
Die Haare ziepten, und wenn ich die Hände schützend auf
den Kopf legte, wurde hart zugeschlagen. Jeden Morgen
hörte ich: Mach hin, du Transuse. Du Träumerin, beeil dich.
Die kann auch gar nichts. Wo stammt die bloß her?«

Heinz, einer der älteren Halbbrüder, schien sich gern
in Rosas Nähe aufzuhalten. Wenn sie ins Bad ging, kam
er hinterher, wusch sie, kämmte sie, band ihr die langen
Haare. Als sie zehn Jahre alt war und beide wieder einmal
zusammen vor dem Spiegel im Bad standen, schob er ihren
zarten Körper durch den Raum, drückte Rosa auf eine hoch
gebaute Schwelle und vergewaltigte sie. Aus dem Augenwinkel heraus sah sie, dass die Mutter und die ältere Halb-
Schwester Klara direkt neben der Schwelle standen und das
Geschehen regungslos betrachteten. Als Heinz fertig war,
drehten sich die beiden um und verließen das Bad. Es fiel
kein Wort. »Was alle wissen, darüber braucht man nicht zu
reden, und tatsächlich kann niemand sonst es wissen«,
schreibt Péter Nádas.

Die Badszenen mit dem Bruder wiederholten sich, bis
Rosa 14 Jahre alt war. »Die großen Brüder sagten mir oft,
dass es mich gar nicht gäbe, wenn ihr Vater aus dem Krieg

zurückgekommen wäre. Die Mutter trauerte noch immer um Max. Oft sinnierte sie vor sich hin: Wenn er nicht gefallen wäre, hätte alles gut werden können, dann wäre Karl-Heinz nicht gekommen, dann hätte es nicht mehr so viele Kinder gegeben und das Leben so schwer gemacht. Und dann und dann und dann und dann. Die Mutter war oft sehr traurig, sehr unglücklich, sehr wütend.«

Die Mütter der Nachkriegszeit: stark in ihrer Art der Lebensbemeisterung, anziehend und abstoßend, schwach und zerstört zugleich. Aus ihren Zerrissenheiten einen Kokon spinnend, aus Härte, Macht, Trauer und Schweigen. Die Töchter immer in toxischer Nähe zu den Mutterkörpern. Sie ablauschend, deutend, auf Blicke und Zuwendung wartend. »Ich lag oft im Bett«, erinnert sich Rosa, »und dachte an die Mutter. Wie viel sie arbeitete, wie sie sich abschindete, wie sie jedem in der Familie versuchte, Halt, Struktur und am Ende des Tages noch einen Satz mitzugeben. Und dann der Vater, seine Werkstatt, seine Politik, für die er kein Ventil fand. Er hatte ein Buch von John Heartfield. Fotomontagen vom Krieg. Tote Soldaten im Schnee. In der Stube hing das große Bild von Max mit Trauerflor. Ich kombinierte: Max gefallen. Brüder ohne Vater. Viele Tote. Mutter traurig. Wohin ich auch ging, die Trauer war immer schon da.«

Doch neben Idas schwerer Trauer gab es auch Idas offene Wut: »Die vielen Schläge. Für nichts. Für Kleinigkeiten. Für alles«, berichtet Rosa. »Man wusste nie, wann es etwas zu essen gab, ob es überhaupt etwas gab. Bekam die Mutter wieder einen Wutanfall? Warf sie heute wieder alle Kästen auf den Boden, die wir dann aufsammeln mussten? Würde es wieder die Kämpfe mit dem Vater geben? Oft lagen die beiden blutend auf dem Boden. Vorher flogen Messer, klatschten Teller an die Wände. Noch heute sehe ich meine Mutter in der Küche stehen, mit Nudeln im Haar.«

Als Rosa Schramm vierzehn Jahre alt war, wollte sie weg, in ein Internat. Sie fragte ihre Lehrer. Es gab Schulpforte, Wickersdorf. Egal wohin, nur weg, um Heinz zu entkommen, den Schlägen, dem Familienwahnsinn. Sie kämpfte es durch, gegen den Willen der Eltern, und wurde letzten Endes in Schloss Wiesenburg aufgenommen, neben Wickersdorf die zweite Russischspezialschule im Land. Nach acht Wochen bekam Rosa Angstattacken, sie konnte nicht schlafen, nicht allein sein, hatte schwere Magengeschwüre. Überhaupt schien ihr Leben aus allerlei Knoten zu bestehen: das Schloss, die Mitschüler, die Räume, die Eiseskälte, die ihr Körper war, im Grunde ein Grab. Sie hatte das Gefühl, dass es seit der ersten Badszene mit Heinz nie mehr wirklich warm in ihr geworden war.

Auf den Fotos von Wiesenburg sieht man ein schmales, trauriges Mädchen weit in die Landschaft blicken. Sie steht immer abseits von allen. 1974 machte Rosa Schramm ihr Abitur. Ein Einser-Abitur. »Ich habe immerzu gelernt, viel, hart. Und auch ohne Schonung gearbeitet, erst zu Hause, dann war ich in den Ferien kellnern, putzen, auf dem Feld arbeiten. Ich sagte mir, die Mutter tat es ja auch: putzen, kochen, backen, stricken, Kleider nähen. Bei uns wurde jeder Pfennig umgedreht. Als ich einmal beim Einkaufen 25 Pfennig für mich behielt, um ein Päckchen Waffeln zu kaufen, wurde ich nachts aus dem Bett geholt. Ich log, dass ich das Geld in die Rot-Kreuz-Sammelbüchse getan hätte. Deshalb bekam ich nur eine ordentliche Backpfeife, hatte aber ein Jahr lang Angst, dass es die Mutter doch noch rauskriegen würde.«

FANTASMA UND INSZENIERUNG. Ein perfektes Abitur. Rosa Schramm bewarb sich in Leipzig für ein Sprachenstudium in den Fächern Russisch und Englisch, konnte es aber nicht antreten. Sie litt an Bauchkrämpfen, Migräne, Rückenschmerzen. 1976 – da war sie zwanzig – erhielt sie zum ersten Mal zwei Termine bei einem Psychotherapeuten, der ihr Faustan, die Schlafdroge des Ostens, verschrieb. Trotz der starken Tabletten schlief sie nicht, sondern wanderte unruhig nächtelang durch die Flure. Wenn sie irgendwann doch erschöpft einschlief, träumte sie Katastrophen. Im Inneren fühlte sie sich wie festgefroren, mit dem ständigen Wunsch, sich zu verlassen, woandershin zu gelangen. Der Schmerz ließ nicht nach.

Die DDR der Siebzigerjahre. Wüst, absurd und dumpf. Eine Zeit nach Prag 1968 und damit der ideologischen Strategiespiele, der Angst, des unsäglichen Drucks. Staatspartei und Geheimdienst kaschierten die Prager Niederlage durch stille Methodenwechsel. Mit dem neuen Mann Erich Honecker kam die modernisierte Diktatur: nach außen hin scheinliberale »Weite und Vielfalt« demonstrieren, nach innen stille Repression durchsetzen. Die Finte ging mehrheitlich auf. Die Weltfestspiele 1973 in Ost-Berlin und die große Anerkennungswelle der DDR schafften es, perfide Zugriffe zu überdecken. Die SED punktete mittels Fantasma, Inszenierung und Suggestion, mit dem also, was sie konnte: der Rhetorik utopischer Unschuld.

Auch das sprachbegabte Arbeiterkind Rosa Schramm ließ sich von der Reinszenierung des Systems Anfang der Siebzigerjahre vollständig einfangen. »Bei uns zu Hause wurde nur über Politik diskutiert. Mein Vater als enttäuschter Kommunist war immer gegen die DDR. Schon deshalb war ich auf doppelte Weise dafür.« Wenn Karl-Heinz Schramm von politischen Häftlingen sprach, konterte die Tochter: »Richtige Feinde müssen eben bekämpft werden.« Wenn er etwas von Republikflüchtlingen sagte, schimpfte sie: »Die sollen bleiben, wo der Pfeffer wächst.« 1976 glaubte sie sich psychisch so weit konsolidiert, dass sie ein Pädagogik-Studium für die Fächer Russisch und Englisch an der Ost-Berliner Humboldt-Universität aufnehmen konnte. Natürlich wurde sie Einserstudentin, Seminargruppensprecherin, erhielt in einem fort Auszeichnungen und trat in die SED ein. Die Ideologie stützte ihr Selbst. Es lief unter der Flagge absoluter Hingabe und Unterordnung. Ins große Ganze des Wir-Kollektivs aufgenommen, gleichzeitig selbst im hohen Maß auf Anerkennung aus, funktionierte Rosa Schramm vorbildlich. Die erlittene Gewalt in der Familie wurde vom Rausch der Harmoniegesellschaft absorbiert. Die historischen Hypotheken der Eltern- und Großelterngeneration, aber auch ihr eigener Schmerz, die eigenen widersprüchlichen, verwirrenden Gefühle und unerträglichen Selbstentwertungen, die ihr die Kindheit gestohlen hatten, übertünchte die inszenierte Gemeinschaft durch schwer pastöse Farben, vorübergehend jedenfalls.

1980, als Rosa ihr Studium beendete, lag der Vater im Sterben. Im Krankenhaus bat sie ihn um eine Art Lebensbilanz. Er schrieb ihr einen langen Brief, den er mit »Glaube, Liebe, Hoffnung« titelte: »Mein Leben war ausgefüllt mit sehr viel Liebe«, hieß es da. »Wenn mich mein Vater auch sehr streng genommen hatte, war es vielleicht nicht umsonst. Achtung hatte ich trotzdem vor ihm. Und ich hing sehr an der Mutter. Bis zu meinem 14. Lebensjahr hat sie mich gewaschen. Ich bat sie täglich darum. Immer wollte ich die weichen Mutterhände fühlen.«

In den Monaten, als Karl-Heinz Schramm in Merseburg im Sterben lag, war Rosa schwanger. In der Mensa der Universität hatte sie den Chemie-Studenten Steffen Schmitt kennengelernt. Er war nicht, was sie sich als ihren Mann vorgestellt hatte, aber seine hartnäckige Werbung war erfolgreich. Mit der Schwangerschaft kam jedoch nicht die

Freude auf das Kind, sondern tiefe Trauer zurück. Anfangs dachte sie, es ginge noch um den Abschied vom Vater. Das war es nicht. Etwas war zurückgekommen, ein Schmerz, den sie schon kannte. Steffen wusste damit nicht umzugehen, war keine Hilfe und machte sich schnell aus dem Staub.

Als er irgendwann wieder auftauchte, zogen die drei – mittlerweile war 1981 Tochter Lisa geboren – nach Halle. Rosa erhielt eine Stelle als Lehrerin an einer Polytechnischen Oberschule. Er arbeitete als Chemiker in Leuna. Die Tochter kam in die Kinderkrippe, für die es seit 1974 einen flächendeckend eingeführten »Erziehungsplan« gab. Mitte der Achtzigerjahre besuchten 81 Prozent aller Kleinkinder der DDR im Alter von bis zu drei Jahren eine solche Einrichtung. Auch Simone, die 1983 geboren wurde, ging von klein auf in die Krippe. 1985 heirateten Rosa und Steffen. Doch die Ehe stand von Anfang an auf wackligen Füßen. Sie trennten sich, fanden wieder zusammen, verfehlten sich erneut. Er kompensierte seine Hilflosigkeit immer stärker mittels körperlicher Gewalt; auch sexuelle Übergriffe gehörten bald zum Ehealltag. Rosa reagierte mit Migräne, Hautkrankheiten, Durchfall, starken Rückenschmerzen, mit Wutattacken, Hysterie oder tagelanger Apathie. Obwohl die Ehe alles andere als glücklich war, wurde 1986 Christian geboren, 1987 kam Suse. Auch sie wurden von Beginn an in die Krippe geschickt.

Zwischen der Geburt des vierten Kindes und der Einschulung der ältesten Tochter lagen nur wenige Wochen. In dieser Zeit musste Rosa wegen totaler Erschöpfung ins Krankenhaus eingeliefert werden. »Meine inneren Konflikte waren unerträglich geworden, und doch arbeitete ich unentwegt weiter, wie im Hamsterrad. Irgendwann konnte ich nicht mehr.« Drei Wochen lag sie in der Klinik. Als sie nach der Entlassung mit dem Taxi nach Hause fuhr und die Wohnungstür öffnete, stand Steffen vor dem Spiegel im Flur und flocht Lisa Bänder ins Haar. »Es gibt Bilder«, sagt Rosa, »die sind wie Fischgräten. Du kriegst sie nicht runter.« In den Tagen darauf suchte sie jede Regung der Tochter ab. Hatte sich etwas an ihr verändert? Die Mutter fragte vorsichtig nach. Die Älteste schüttelte eisern den Kopf. Rosa beruhigte sich.

ZERFALLSERNÜCHTERUNG. Das Jahr 1989. Die Zeit, in der die historischen Fronten aufrissen und wie in einem Rutsch zusammenfielen. Der Osten war ohne Haut, Rosa auch. Noch im Frühjahr 1989 trat sie mit klaren Sätzen aus der Partei aus, kämpfte sich zu einem ersten eigenen Nein durch. Das Lehrer-Kollektiv hob enerviert die Stirn, ließ sie ins Leere laufen. Was wollte die denn? Ein bisschen auf Wahrheit machen? Hatte da eine die Zeit nicht verstanden? Sie hoffte, die nebeneinander bestehenden Wirklichkeiten aushalten, ihre Welt halbwegs zusammenhalten zu können: das wegbrechende Land, die Kinder, der Verlust der vertrauten Lebensbezüge, das übergestülpte Neue, der ihr immer wieder abhandenkommende Mann oder auch die verdrehte Liebe zu ihm, der komplette Neustart als Lehrerin.

Ein Kampf gegen Windmühlen, auf weggerissenem Boden. Zerfallsernüchterung in einer neuen Welt ohne Orientierung. Sie nahm jede Menge Faustan, wusste nicht weiter, sah nur Risse, Löcher, Brüche, starrte in die Leere der Räume. In dieser Verzweiflung erinnerte sie sich daran, dass die Mutter oft in unergründlichen, vielsagenden Bildern gesprochen hatte, von »wilden, brennenden Tieren«, vom »Land der Wolken«, von einem »Traumnest«. Einmal war Rosa heimlich bis in die Spitze des Merseburger Doms gekrochen, um das Nest der Mutter ausfindig zu machen.

Sie stellte es sich als überdimensionales Vogelnest vor aus Gefühlen, Gedanken, Träumen, die Ida über die Jahre zusammengetragen hatte. Rosa dachte in dieser Umbruchszeit viel über ihr eigenes Traumnest nach. Sicher, sie hatte Träume, aber kein Nest. Ihren Kindern sagte sie fast täglich, dass sie sich umbringen wolle. Steffen teilte sie mit, dass sie sich scheiden lassen würde. Der hatte auch nachgedacht und die nötigen Sätze für den Moment schon parat: »Ich sorge dafür, dass du deine Kinder nicht wiedersiehst. Dir ist hoffentlich klar, was man mit suizidalen Müttern macht.«

1991 unternahm Rosa Schramm einen ersten Selbstmordversuch mit Tabletten. Als sie in der Klinik erwachte, sah sie die Köpfe von Lisa und Suse über sich schaukeln. Die Augen der beiden erzählten von Angst. Der Psychiater, der sich an ihr Bett setzte, versuchte es mit tastenden Gesprächen. Die Frau im Bett sagte lange Zeit kein Wort, dann, was offenbar schon eine Weile in ihr rumort hatte: »Unabhängig von allen äußeren Ereignissen, die mein Leben bestimmt haben und bestimmen, gibt es in meinen Augen folgende Probleme: Ich weiß, dass ich einen Wert habe, aber ich fühle mich wertlos. Ich weiß, dass ich viel geleistet habe, aber ich fühle mich als Versagerin. Ich habe eine Geschichte, aber nur wenige wollen sie hören; noch weniger können sie glauben; fast niemand hält sie aus. Ich weiß, dass diese Geschichte etwas Verstörendes hat. Mich verstört sie auch. Auch ich will nicht, dass sie wahr ist. Seit ich mich aber des Öfteren in Kliniken aufhalte, weiß ich, dass das Ganze nichts Extremes hat, dass mein Leben nur eines von vielen ist. Die Frauen mit den Elektroschockbehandlungen, Frauen ohne Gedächtnis, ihr ewiges Wandeln durch die Flure. Das sind auch so Bilder, die man nicht runterkriegt. Was ich aber fast nicht ertrage, sind die Schuldgefühle gegenüber meinen Kindern. Ich bin wie eingekerkert in dieser Schuld und sehe keinen Weg, wie ich damit fertig werden soll. Haben Sie eine Idee?«

Hatte der Mann neben ihr am Bett auch nicht. Er saß vor ihr, suchte nach Worten und fand einen Satz, der ihr in dem Moment helfen konnte. Er sagte, dass das Ganze eine völlig normale Reaktion auf eine völlig unnormale Situation sei. »Also bin ich gar nicht krank?«, fragte Rosa verblüfft. Er versuchte es mit einem Bild: »Es ist wie bei einer Verkehrsordnung«, sagte er, »bei der es jede Menge Schilder gibt, die ein Miteinander regeln. Auch die Seele hat so eine Ordnung, auch dort gibt es ein Miteinander. Bei Ihnen aber stehen die Schilder völlig verstreut in der Weltgeschichte rum. Nun sammeln wir sie ein und stellen sie an die richtige Stelle. Das wird aber Zeit brauchen.« Rosa nickte. Im Januar 1993 wurde sie aus der Klinik entlassen und fing wieder an zu unterrichten. Zunächst nur sechs Stunden pro Woche, nach anderthalb Jahren wieder ihr volles 24-Stunden-Programm. Steffen war bei den Kindern geblieben und damit auch bei ihr. Sie kauften sich ein Haus, richteten sich neu ein. »Fleiß, harte Arbeit, Klugheit«, sagt Rosa, »das habe ich ein Leben lang eingesetzt, um mich besser zu fühlen, um überhaupt da sein zu dürfen. Ich machte immer, was man von mir erwartete oder was ich glaubte, tun zu müssen, damit man mich anerkennt. Ich fühlte mich unentwegt schuldig. An allem.«

EISKALTE SCHWÄRZE. 1998 kam es bei Rosa Schramm zu einem erneuten depressiven Schub, mit unerträglichen Schmerzen, bleierner Lähmung und eiskalter Schwärze. Das Verlorensein im Inneren, sie hielt es nicht mehr aus. In der Zwischenzeit hatte sie viel gelesen. Auf dem Nachttisch stapelten sich Bücher über Geschichte und Psychologie. Oft suchte sie einfach nur Sätze, die ihr über den Tag halfen, wie die Bilder der Mutter früher. Sie fand sie in der Literatur, zum Beispiel bei Robert Musil: »Es war nicht ›das Gestern‹, das feige kapitulierte und nun beseitigt ist, sondern Menschen taten das, die weiterleben und nun dem neuen Geist die gleiche Aufgabe stellen, die der alte nicht bezwungen hat.« Wie er sich an den Punkt heranschrieb, wo sich etwas aus sich heraus verändern wollte, an diesen Moment, in dem sich etwas neu entschied, das interessierte sie. Die Verschiebungen im Inneren.

Doch Rosa kam nicht heran an diesen Punkt, nicht an die innere helle Stelle, da sie zugleich ihr Schreckensnest war. Aber wie sollte sie das geronnene Trauma auflösen, wenn sie bei jedem Versuch, sich ihm zu nähern, sofort Panik bekam? Offene Flanken, wunde Punkte, blinde Flecken. Sie empfand sich wie eine Festung, wie ein blockiertes, nicht kooperierendes System. »Es war, als würde ich auf einer Eisscholle allein durch die Welt treiben. Je weniger von dem blieb, was einen durch die DDR-Zeit getragen hatte, je weniger heile Welt, Ideal und Verdrängung möglich war, umso stärker wurden die Ängste. Angstfrei war ich nur beim Unterrichten und im Umgang mit meinen Kindern. Doch sonst? Was war denn nur so schwer?«

Rosas Frage zielt auf die historischen Knoten, Echoräume, auf innere Deponien, Narbensysteme und paranoide Festungsstrukturen, die ihr Leben im Totalitären ausgemacht haben. Sie berichtet von der direkten Körperlichkeit einer Diktatur, ihrem unerzählten privaten Gewaltpozential, ihren speziellen Zeitrhythmen und Gedächtnismodi, aber auch von den Generationsweitergaben, die sich in die Zeit nach 1989 in einen verwirrenden Konversionskörper hinein verlängert haben. Der Schriftsteller Lothar Baier schrieb dazu in seinem Buch »Volk ohne Zeit«: »Die expandierende Zeit des Westens strömte mit unhörbarem Zischen durch die plötzlich geöffneten Ventile in die bisher verschlossenen Räume des Ostens wie in eine undicht gewordene Unterdruckkammer.«

Erst mit dem Jahr 1989 wurde es möglich, dass Ostdeutsche, so sie wollten, die toxische Wirkung des Schweigens in der DDR in den Blick nehmen konnten. Sie stießen auf Risse, Kapseln und Depots ineinandergeschobener Traumata, auf ein Amalgam aus Schrecken, Gewalt und Verdrängung, das zu einer Erzählung gebundener Transmissionsenergien verschiedener Generationen in der Geheimsprache des Unbewussten wurde, die die Kinder und Kindeskinder zu stillen Containern von Geschichte machten. Der Schriftsteller Imre Kertész schreibt über das essenziell Kompakte dieser Existenz und sein oft beunruhigendes Danach: »Denn das ist die große Magie, wenn man so will, das Dämonische: dass die totalitaristische Geschichte unsere ganze Existenz fordert, uns aber, nachdem wir sie ihr restlos gegeben haben, im Stich lässt, einfach, weil sie sich anders, mit einer grundlegend anderen Logik fortsetzt. Und dann ist für uns nicht mehr begreiflich, dass wir auch die vorhergehende begriffen haben, das heißt, nicht die Geschichte ist uns unbegreiflich, sondern wir begreifen uns selbst nicht.«

Die grundlegend andere Logik des Totalitären im Danach: Im Februar 2005 – in einem kalten, schneereichen Winter – rutschte Rosa vor ihrem Haus aus und stürzte auf dickes Eis. Erneut musste sie ins Krankenhaus. Mit dem Unfall kamen die Flashbacks: die Hände des Vaters auf ihrem Körper, die Kälte im Flur, das Schreien, die Schläge, die Badszenen. Sie erinnerte sich an das Bauchkitzeln der Mutter, als ihr Bruder sie zu Beginn des Ersten Weltkrieges in die Luft geworfen hatte, als wäre Rosa grad selbst in die Höhe geworfen worden. Alles war da. Sie konnte die Bilder fühlen. Wie ein

Schmerz fraßen sie sich durch sie durch. Die Ärzte verschrieben ihr Antidepressiva: Mareen und Zoloft. Sie verweigerte alle Chemie.

»Depression als genetischer Faktor?« Rosa wird deutlich: »Nein, nein und nochmals nein. Leid als Familienanamnese. Schmerz, Trauer, Verzweiflung, die sich in die Gene graben. Das ja. Die Geschichte wird weitergegeben, über Generationen hinweg. Ich nehme keine Medikamente. Ich will das aushalten, mich spüren, den Schmerz irgendwann verlassen können. Und bei aller Schwere weiß ich, dass es hinter ihr noch etwas anderes gibt, etwas Explosives und Vitales. Das hat mir niemand nehmen können. Hier male ich viel: Pfingstrosen, Traumnester, zernarbte Herzen. Die Bilder schmerzen, aber die Farben wollen in mich zurück.«

Als Rosa nach dem Sturz aus der Klinik kam, gingen Körper und Seele in Dauerstreik. Wieder Magengeschwüre, wieder Hautkrankheiten, keinerlei Nahrungsaufnahme mehr. Der Zustand wurde lebensbedrohlich. Im Februar 2008 überwies man sie in die Heiligenfeld-Kliniken, eine renommierte psychosomatische Einrichtung in Bad Kissingen. Dreimal pro Woche Gruppenpsychotherapie, Körperarbeit, Bewegung, Entspannung, Meditation. Sie fühlte sich gut aufgehoben. Doch sechs Wochen Aufenthalt waren für sie wie ein Tropfen auf dem heißen Stein. Als sie nach Halle zurückkam, war Steffen ausgezogen.

Einige Tage nach Rosas Rückkehr kam Lisa, mittlerweile 27 Jahre alt, zu Besuch. Sie saßen zusammen beim Abendbrot. Die Älteste hatte mittlerweile auch eine Familie. Sohn Lukas wurde 2003 geboren, Peter kam 2005. Rosa beobachtete, mit welcher Härte die Tochter ihre Kinder behandelte. Das schmerzte, beschäftigte, beunruhigte sie. Musste sich alles wiederholen? Sie versuchte zu intervenieren. Die Tochter reagierte barsch: »Du hast mir gar nichts zu sagen!« Und ergänzte, dass sie bei der Polizei gewesen sei und einen Strafantrag gestellt hätte. »Was für einen Antrag?«, fragte die Mutter. Lisa berichtete tonlos, dass der Vater sowohl sie als auch die beiden jüngeren Schwestern Simone und Suse über Jahre sexuell missbraucht habe. Bis sie sich entschieden hatte, ihn anzuzeigen, sei es ein langer Weg gewesen, erklärte sie der Mutter. Die beiden anderen Schwestern seien strikt dagegen gewesen. »Aber soll das hier immer so weitergehen? Muss das Band nicht mal zerschnitten werden?«, fragte Lisa. Da Rosa oft abwesend gewesen sei, berichtete die Tochter – entweder unterrichtete sie oder lag in einer Klinik –, waren sich die Kinder oft selbst überlassen gewesen, genauer gesagt, dem Vater. Er hatte, wusste sie, in seinem Computer Tabellen über die Menstruationszyklen der Mädchen angelegt und sei damit auf Nummer sicher gegangen.

Nur Tage nach dem Bericht der ältesten Tochter unternahm Rosa Schramm einen nächsten Suizidversuch und schnitt sich die Pulsadern auf. Als der Sohn Christian zufällig bei der Mutter vorbeikam, fand er sie im Bad auf dem Boden liegen. Sie wurde in die Psychiatrische Abteilung der Universitätsklinik Halle eingewiesen. Seitdem hält sie sich dort auf.

GELDMASCHINEN. Auch wenn sich die 1956 geborene Rosa Schramm und die 1958 geborene Nina Orff nie begegnet sind, stehen die Geschichten der beiden – trotz ihrer Unterschiedlichkeit – in einer Art Spiegelverhältnis. Die Wahrscheinlichkeit, dass sich beide irgendwo mal über den Weg gelaufen wären, war von Beginn an nicht sonderlich groß, und das trotz der Tatsache, dass die Frauen beinah gleichaltrig sind und ihre familiären Wurzeln keine vierzig Kilometer voneinander entfernt liegen.

Ninas Mutter, Magdalena Winter, wurde im Dezember 1924 in Leipzig-Leutzsch geboren. Ihr Vater Theo, Jahrgang 1899, war Visionär und Großindustrieller im besten Stil, die Mutter Berta eine über Leipzig hinaus bekannte Musikerin. In der Goldgräberzeit der Zwanzigerjahre konnte Theo Winter mit der Weiterentwicklung von Druckmaschinen einen Haufen Geld machen, was durch die Buchdrucker- und Verlagsstadt Leipzig überaus begünstigt wurde. 1930 verzeichnete das Adressbuch der Stadt sage und schreibe 1096 Buchhandlungen, Buchbindereien, Buchdruckereien und ganze 436 Verlage. Theo Winter musste jede Nacht mit der Frage im Bett gelegen haben, wie man diese ewig hungrigen Papierkolosse von Leipzig in irgendeiner Weise satt kriegen könne. Baedeker, das Bibliografische Institut, Brockhaus, Dieterich, Gustav Kiepenheuer, Reclam, Seemann, all die bedeutenden Musikverlage – das graphische Gewerbe gehörte zum größten Verlagsstandort Deutschlands wie der Charleston zu South Carolina.

Mitte der Zwanzigerjahre wurden in Leutzsch in der Firma Winter die ersten Offsetmaschinen gebaut, die bereits 4500 Bogen pro Stunde druckten. Die neuen Maschinen spuckten farbiges Papier und wurden zu Goldeseln. Der rasch anwachsende Gewinn erlaubte der Familie bald einen gewissen großbürgerlichen Status: drei stattliche Familienhäuser in Leipzig, ein Gut außerhalb der Stadt mit Reitstall, Pferden, etlichem Land, Bewirtschaftung und fünfzehn Angestellten. Die Aufträge florierten. Das Familienvermögen, entschied Theo Winter, sollte prosperieren und auf noch breitere Füße gestellt werden. Was nichts anderes bedeutete, als dass man das Unternehmen ins Ausland erweitern wollte. Druckmaschinen aus Deutschland zählten international zur absoluten Markenware. Auch in Florenz, London und Paris sprossen die Papiermagnaten aus dem Boden wie

Pilze. Den großbürgerlichen Winters ging es gut, man würde meinen, immer besser. Es gab viel zu tun, bis der Krieg kam.

Mit Ausbruch des Krieges war das Unternehmen im Grunde lahmgelegt. Was gab es auch noch zu erfinden, und vor allem, was noch zu drucken? Propagandaschinken, neueste Kriegsbotschaften? Die Winters verließen die Stadt, zogen raus auf ihr Gut, ritten Tag für Tag übers Land und waren sichtlich ratlos. Ab August 1940 wurde in Leipzig zum ersten Mal Luftalarm ausgelöst. Im Oktober 1943 tönten die Sirenen. Es kam zum ersten Großangriff, Randgebiete eingeschlossen. Zwei Monate später entluden die Alliierten ihren Bombenhagel über der ganzen Stadt. Die Leipziger rannten um ihr Leben, stolperten durch die Straßen, brannten wie Fackeln. Die, die sich mit höchster Not aus den Ruinen herausklauben konnten, schüttelten sich nach den Angriffen den Staub ab und meinten in breitestem Sächsisch, sie seien mal wieder »ordentlich durchgepustet« worden.

Ab Dezember 1944 verging kein Tag mehr ohne Luftalarm. Nach fünf Jahren Bombardierung war Leipzig völlig demoralisiert, die Schäden gingen ins Unermessliche. Am 18. April 1945 ereichten Teile der 2. und 69. US-Infantery-Division das Stadtzentrum. Es war ein strahlend blauer Frühlingstag. Die Industriemetropole Leipzig glomm zerschossen und seltsam still vor sich hin. Am nächsten Morgen wandte sich Goebbels per Rundfunk noch einmal an alle Deutschen: »Tapfer einen Kampf – der unausweichlich und unvermeidlich – auf sich nehmen – mit reinem Gewissen – und reinem Herzen – aufrecht vor seinem Schicksal – aber niemals – auch nur mit einem einzigen Gedanken – die Flinte – ins Korn. Das ist nicht nur männlich. Das ist auch im besten Sinne deutsch.«

Am 12. Juni 1945 verfrachteten die Amerikaner die Inhaber der Verlage Brockhaus, Thieme, Dieterich, Insel in einem Konvoi nach Wiesbaden. Kurz darauf ging auch Ernst Reclam. Ein Aderlass des geistigen Leipzigs sondergleichen. Am 2. Juli 1945 zog die sowjetische Armee in die Stadt ein. Die Russen liebten Bach, Chopin, Clara und Robert Schumann, Felix Mendelssohn Bartholdy – alles Musik aus dieser Stadt. Ansonsten demontierten sie alles, was nicht niet- und nagelfest war. Das gesamte graphische Gewerbe – jede funktionstüchtige Druckmaschine – wanderte gen Osten ab.

DOPPELTE ENTEIGNUNG. Enteignung ist ein praktisches Wort, das sich nach ordnenden Instanzen anhört, nach jemandem, der den Überblick hat und dafür sorgt, dass das, was geschehen soll, in geregelten Bahnen abläuft. Enteignung klingt nach einer Geschichte der Dinge, die auf gleichsam somnambule Weise in der Lage ist, ohne Beteiligte auszukommen. Aber was geschieht mit jemandem, der enteignet wird? Lief Theo Winter im Juli 1945 noch einmal an seinen großen Maschinen in der Harfengasse entlang, die sein Leben gewesen waren? Stand die neunzehnjährige Magdalena noch einmal vor den schönen Familienbildern? Was konnte Berta Winter in die ungewisse Zukunft mitnehmen? Wie viel Persönliches, welche Bücher, Bilder, Kleider? Und der Schmuck? Was wurde aus den Pferden, was aus dem Gut, was mit den Angestellten?

Theo Winter und seine Frau Berta gingen im Juli 1945 ohne jede Habe nach Kassel. Tochter Magdalena entschied sich für Frankfurt am Main, da sie dort Aussicht hatte, eine Stelle als Sekretärin in einer Firma zu erhalten. Nach der Arbeit lief sie durch die Trümmer Frankfurts, wie sie über Jahre durch die Trümmer von Leipzig gelaufen war. Eine

Frau Anfang zwanzig, allein, die versuchte, sich in einem Leben einzurichten, das kein Zurück mehr kannte. Ihre Familie hatte alles verloren. Immerhin lebte sie. Und doch war mehr weggebrochen als nur ein bequem abgesichertes Leben. Die Enteignung war ein Schock, eine Geschichte von Verlust, Zumutung, Verlassenheit, Entwurzelung. Eine Bruchstelle zwischen den Zeiten, ein Graben, von dem Magdalena nicht wusste, wie man über ihn hinwegkommen würde.

In der unmittelbaren Nachkriegszeit war Frankfurt eine der zentralen Sammelstellen für Heimatlose aller Art: Vertriebene, von denen landauf, landab an die 15 Millionen nach einer Bleibe suchten, Verwundete, herumirrende Soldaten, Evakuierte, Ausgebombte, ehemalige KZ-Häftlinge. Magdalena Winter sah auf den Straßen von Frankfurt jeden Tag das eigene Schicksal, nur in einem anderen Gewand, mit einem anderen Gesicht, mit einer anderen Art Hoffnungslosigkeit. Menschen im Schutt, ohne Boden, ohne Halt, hungernd, frierend. Wenn sie am Abend in ihrer kargen Kemenate hockte, hatte sie das Gefühl, als würde sie in einem Versteck leben. Immerhin konnte sie 1948 in Frankfurt mit einem Wirtschaftsstudium beginnen. Was sie in den Vorlesungen hörte, schien ihr nicht sonderlich geheimnisvoll. Sie wusste, wie ein Unternehmen läuft. Wie oft hatte sie mit dem Vater in seinem Büro gesessen und das Auf und Ab der Zahlen bestaunt. Doch so ganz geheuer war ihr das Studium nicht. Welche Aussichten sollte das haben? Was wollte sie damit? War es das, was sie sich vorgestellt hatte? Insofern war es ihr mehr als recht, als sich Winfried Orff des Öfteren im Hörsaal neben sie setzte und von Kanada schwärmte. »Warst du schon mal da?«, fragte er. Sie sah ihn ungläubig an. »Kommst du mit?«

»Millionen haben nur einen Wunsch: Raus aus Europa«,

titelte 1949 das Boulevardblatt »die strasse«. Laut Meinungs-
forschungsinstitut Emnid wollte allein zwischen 1951 und
1954 knapp ein Drittel der Westdeutschen auswandern. Für
die meisten blieb der Wunsch ein Traum. Immerhin emi-
grierten zwischen 1946 und 1961 780 000 Deutsche. Sie verließen die Trümmer und damit ein in ihren Augen perspek-
tivloses Zuhause. 385 000 Deutsche gingen in diesen Jahren
in die USA, 234 000 nach Kanada, 80 500 nach Australien.
Es war die größte Auswanderungswelle nach Übersee im
20. Jahrhundert.

1950 heirateten Magdalena Winter und Winfried Orff.
Noch im selben Jahr wurde ihr Sohn Bernd geboren. Im
Frühjahr 1953 stiegen die drei auf ein Schiff, das sie zu-
nächst nach New York, dann weiter in den Norden, nach
Toronto brachte. Toronto war zu der Zeit schon eine Mil-
lionenstadt, mit Hafen, langer Küste, großen Seen. Fischen,
Bäume pflanzen, Felle trocknen. Darüber hinaus galt die
Stadt als einer der führenden Finanzplätze der Welt. Die
Wirtschaft boomte. Der Highway 401 wurde gebaut, der
Gardiner Expressway eingeweiht. Toronto war ein Magnet,
auch für die Orffs. Beide blieben. Winfried arbeitete in einer
Bank. Magdalena wechselte von Job zu Job. Im Juni 1958
wurde Nina geboren.

Als im November 1961 Theo und Berta Winter kurz hinter-
einander starben, setzte Magdalena ihre Tochter und sich
in ein Flugzeug nach Frankfurt. Nur Tage, nachdem Mutter
und Vater in Kassel beerdigt worden waren, erhielt sie einen
Brief aus Toronto, in dem Winfried ihr mitteilte, sie hätte
nicht mehr nach Kanada zurückzukommen. Es gäbe eine
neue Frau. Er sei unendlich glücklich. Und sowieso könne er
jetzt endlich in Amerika seine Farm gründen. Das habe er
immer gewollt. Sie erinnere sich vielleicht. Geschichten, für
die es keine wirkliche Übersetzung gibt, bei denen man

immer das Gefühl hat, irgendwas stimmt mit den Worten nicht, wenn man davon erzählen will. Enteignung und Enteignung sind offenbar nicht dasselbe. Magdalenas Gestern war schon einmal gelöscht worden. Das zweite Mal sah anders aus. Eine Enteignung von innen, ein einziger großer Schnitt, quer durch sie hindurch. Das war kein Massenphänomen; dieser Abriss gehörte nur ihr. Sie wusste nichts, sie fragte nichts und wollte auch nichts hören. Was gab es noch zu sagen? Eine Weile war sie wie betäubt, dann schnitt sie sich die Haare kurz, bezog zusammen mit ihrer Tochter eine Einzimmerwohnung in Frankfurt Nordend und wurde nach und nach eine sehr lautlose Frau.

SEELENBEUTEL. Bei all der Stummheit wechselt der Blick zwangsläufig zu dem kleinen Mädchen, das der doppelt enteigneten Mutter in der Küche gegenübersaß. Wie hat man sich die Kindheit von Nina oder auch »Mausi«, wie sie in der Familie genannt wurde, vorzustellen? War sie so etwas wie der Seelenbeutel einer vor sich hin dämmernden Frau, ihr verlängerter Schmerz? Eine Art Hohlraum, in den hinein die Dramen der Mutter bis ins Unendliche gedehnt werden konnten? Was sollte ein Kind mit der doppelten Verlorenheit der einzigen Bezugsperson anfangen? Nach drei Jahren Pause nahm Winfried den Kontakt nach Deutschland wieder auf. In Briefen nach Frankfurt teilte er mit, dass er Vorstandsvorsitzender einer Bank in New York geworden war, dass sich Bernd ganz gut mache, dass es nun Peter und Hans, zwei Söhne mit der neuen Frau, gäbe und dass er die Sache mit der Farm noch immer nicht aufgegeben habe.

Magdalena reagierte nicht. Irgendwann schrieb sie doch: »Wundere dich nicht, dass Mausi immer noch böse ist.« Mausi also. Und Magdalena? Sie beschwieg den Bruch, als lägen Zentner Zement auf ihm. Über das Ende mit Winfried hoffte sie sich in ihre opulente Leipziger Kindheit zurück, nur, um darüber noch trauriger zu werden. Eine winzige Wohnung in Frankfurt Nordend. Das Jahr 1965. Ein Mädchen, das nach den ersten Schulstunden nach Hause rannte, um der Mutter aus ihrem neuen Leben zu erzählen. Endlich passierte mal was: die neuen Lehrer, der Junge neben Nina in der Bank, die vielen Buchstaben und Zahlen. Eine Frau um die vierzig, sehr schmal, sehr dezent gekleidet, sehr kühl, sehr wortlos, penibel die Dinge des Haushalts verrichtend. Sie hörte den Worten der Tochter nach, als kämen sie von einem anderen Stern. Keine Außenwelt, keine Geschwister, keine Freunde, keine Beatles, immerzu Rilke. Nina spielte mit Puppen. Mancher Seelenbeutel bottelt aus, bis er am Boden schleift.

»Direkte Zusammenhänge bestehen nie«, schrieb die Schriftstellerin Ingeborg Bachmann in ihrem »Todesarten-Projekt«, einem Prosa-Mammut, mit dem sie versuchte, die mentale Nachkriegsgeschichte Deutschlands literarisch zu fassen. Ihren Texten ist viel Aufschlussreiches über die Frauen dieser »bleiernen Zeit« zu entnehmen, über ihr »Atmen, Sehnen, Sagen«, über ihre »schrumpfenden Münder«, »ihr stummes Innewerden«. Man könnte sich Magdalena auch mühelos als eine Bachmann-Figur vorstellen. Als großartige Zeitdehnerin, als eine Frau mit unverfugbaren Rissen, eine, die im hochintimen, seelischen Niemandsland für immer und ewig auf die absolute Liebe wartete. Dabei ging es in den Sechzigerjahren in Tat und Wahrheit nicht sonderlich poetisch zu. Noch immer war Bänder-Zeit.

In der DDR hatte man zwar 1949 die Körperstrafe an Schulen verboten, doch über die realen Gewaltverhältnisse in der ostdeutschen Sowjet-Enklave besagte das Gesetz allein herzlich wenig. In der Bundesrepublik wurde ab 1. Juli 1958 das väterliche Züchtigungsrecht im Zuge der Gleichstellung auf die Mutter erweitert. Überstimulierende Mütter und porentief reinigende Waschmaschinen gehörten zusammen wie männliche Aufbaueliten und Gefühlsstarre. Noch bis 1973 galt weiterhin das Züchtigungsrecht für Lehrkräfte an Schulen. Es brauchte bis zum Jahr 2000, ehe nach Paragraf 1631, Absatz 2, Satz 2 des BGB, im Zusammenhang mit der »Ausübung der Personensorge körperliche Bestrafung, seelische Verletzungen und andere entwürdigende Maßnahmen« untersagt waren.

STURM DER DÜSTERNIS. Sintern. Siedern. Seigen. Es dürfte vor allem dem langsamen Nachrutschen der zweifachen Weltkriegserfahrung in die europäische Seele geschuldet sein, dass sich die Psychiatrie auch in anderen Ländern in den Sechzigerjahren zunehmend um eine genauere Definition der Depression bemühen musste. Auffällig an ihr war noch immer das Disparate, Unscharfe, Heterogene, Universelle. Depression - egal, ob endogen, exogen oder psychogen - brachte zwar die schlimmsten Leiden, aber ihr Warum blieb erstaunlich vage. Im Grunde waren sich die Experten nur in zwei Punkten einig. Erstens: »Auch wenn jeder eine Depression haben kann, kann aber doch nicht jeder jede Depression haben«, schreibt Alain Ehrenberg. Zweitens: Depression ist kurz gesagt das, »was durch Antidepressiva geheilt« werden kann. Die Frage nach dem Einsatz und der Wirkung von Medikamenten wurde in dieser Zeit, wie Ehrenberg deutlich macht, »der rote Faden in den diagnostischen, nosografischen und therapeutischen Debatten«. Die Chemie - nicht das weiße, sondern das anästhesierende Band - vereinte, da sie wirkte. Wozu noch die Mühe, zwischen einfacher Depression, Entwurzelungsdepression, Zwangsdepression, agitierter Depression, neuronaler Depression, hysterischer Depression, bipolarer Depression, wahnhafter Depression bzw. täglich neu aufkommenden Depressionsformen zu unterscheiden, wozu noch mühsam private Lebenstexte auseinanderziselieren und sich an Psychohistorie versuchen, wenn es seit 1952 erste Neuroleptika gab, die durchaus wirksam in der klinischen Psychiatrie eingesetzt werden konnten? Die Chemie auf Siegeszug, als Nonplusultra gegen das, was der amerikanische Schriftsteller William Styron als »graues Nieseln des Horrors« oder »Sturm der Düsternis« beschrieb?

Der chemische Entwicklungsweg zur Depressionsbehandlung ist lang, komplex und umkämpft. Ganz so einfach wird man es sich also nicht machen können. Dennoch eigneten sich die neu gefundenen Substanzen auch bestens als Startschuss für die neurobiologische Forschung. Die Psychiatrie erwarb sich ein gänzlich neues Image. 1957 kamen die ersten Antidepressiva auf den Markt. Die medikamentöse Narkotisierungsmaschine nahm schnell Fahrt auf und wurde zum Transmitter für eine neue Grammatik des Selbst. Von Begriffen wie »posttraumatische Belastungsstörung«, »traumatische Neurosen«, »sensorische Deprivation« war zu der Zeit nicht die Rede. All das war in der Forschung noch unbekannt. Und doch waren es eben diese seelischen Ablagerungen, die die geistige Tektonik der beiden sich neu suchenden Gesellschaften in Ost und West wesentlich konturierten.

Die Philosophin Hannah Arendt beobachtete 1950 an den Deutschen ihre »Geschäftigkeit, die die Hauptwaffe bei der Abwehr der Wirklichkeit geworden« war. Margarete und Alexander Mitscherlich konstatierten im Jahr 1967 in dem zum Standard gewordenen Buch »Die Unfähigkeit zu trauern« ihren Landsleuten einen beträchtlichen Mangel an Schuldkultur. In der DDR kam es zum fulminanten Einmarsch des Neuen Menschen in die Pawlow'schen

Schlafkammern. Für den Rest des ostdeutschen Mehrheits-
bewusstseins wurde der kollektive Opferstatus ein vom System legitimiertes Vehikel, um Schuld, Scham und Verstri-
ckung aus der ersten deutschen Diktatur abzuwehren. Der
Historiker Gerd Koenen argumentiert, dass »die Inkaufnah-
me der deutschen Teilung zu einem zentralen Modus der
Vergangenheitsbewältigung wurde ... Die DDR, als historische Konkursmasse, wurde stillschweigend abgeschrieben,
Geschichte gegen Territorium getauscht. Danach konnte
man wieder zu neuen Ufern streben.« Aus dieser Situation
heraus die Ufer zu wechseln, war auf direktem Weg – wie
sich erweisen sollte – nicht möglich. Vielmehr führte die
Traumaarbeit unter anderem durch »nebelhafte Zonen des
eigenen Realitätsgefühls«, wie der Psychoanalytiker Werner Bohleber schrieb. Insofern erstaunt es im Nachhinein
eher wenig, mit welcher Vehemenz der Westen in den Sechzigerjahren Neuroleptika und Antidepressiva bei klinischen
Therapien zum Einsatz brachte. Es war, als solle das hoch
dosierte Chemie-Manna helfen, die Wucht der historischen
Erfahrung in tiefere Regionen abzusenken.

WIPPABENDE. 1976 machte Nina Orff ihr Abitur. Ein Jahr
zuvor unternahm sie ihre erste große Reise allein und flog
in die USA. Nach zehn Jahren New York war der Vater mit
Frau und Söhnen nach Winston-Salem in North Carolina
gegangen und hatte dort endlich seinen Traum verwirklicht
und eine Farm gegründet. Das sollte die Tochter nun sehen.
Auf den vielen Fotos der Reise bekommt man immer dieselbe Szene zu Gesicht: ein sehr magerer Teenager, der unendlich traurig in die Ferne blickt. Nina wirkte in dieser
amerikanischen Landschaft wie ein hineinmontiertes selt-
sames Wesen. Auf dem Rückflug nach Deutschland zogen
viele Bilder durch ihren Kopf: die große Tabakfarm, die Tou-

ren durch das weitläufige »Camel«-Land, der unerreichbare Vater, aber auch die irritierenden Fotos, die als stolze Ahnengalerie im Haus über dem Kamin schaukelten. Vier streng gescheitelte Männer, Großvater und die drei Onkel, in schwarzen Uniformen, mit SS-Ärmeladler, mit eigenartigen Sternen und Streifen auf dem linken Kragenspiegel. Darum ging es also, wurde Nina mit einem Mal klar. Das war der Grund für die Trennung von ihr und der Mutter. Deshalb die neue Familie mit der kanadischen Frau und die bescheuerte Farm.

Zurückgekehrt, erzählte sie der chronisch depressiven Mutter nichts davon. Die innere Welt von Magdalena war über die Jahre hin zur dunklen Kammer geworden. Sie lebte wie in einem Raum im Raum. Stühle rücken, neue Bilder aufhängen, Veränderungen irgendwelcher Art waren darin nicht vorgesehen. Reden war zwecklos. Aber immerhin kam Ninas Leben in Bewegung. Eines Tages nahm sie ein Schulfreund mit zu Prem Pal Singh Rawat, bekannt auch als Maharaji. »Jeden Tag, jeden Moment, feiere diesen Tag, feiere dieses Leben, mit offenem Herzen!« Auf der Bühne stand ein sehr heiter wirkender Mann in weiten, bunten Gewändern. Eine große Halle, etwa dreitausend Leute, ein langes rhythmisches Klatschen, dann seine Rede. Der aus Indien stammende Guru erzählte von brennenden Lampen, einem Docht, Schalen, Öl und einem besonders lang andauernden Licht.

»Wir glauben, dass die Bedingung für Frieden ist, dass es keine Kriege gibt. Aber es geht nicht um Bedingungen. Frieden ist ein Bedürfnis, wie es ein Bedürfnis ist, dass eine Mutter ihr Kind lächeln sehen möchte.« Sätze, die Nina elektrisierten. So etwas hatte sie noch nie gehört. Maharaji überzeugte. Die existenzialistisch herabgehungerte, junge Frau sah sich verwundert dabei zu, wie ihr Körper ohne zu zögern in der Masse eintauchte, wie sie die Hände hob, immer wieder, sich nach rechts und links drehte und irgendwann das Lachen der anderen mitlachte. Jede Masse besitzt einen spezifischen Rhythmus. Diese wogte und bestand ausschließlich aus Frohsinn, Inspiration, Spirit, Orientierung. Maharajis Botschaft: die Lösung im Inneren finden als ein Dasein ohne Grenzen. Das alles war neu für Nina. Von da an pilgerte sie regelmäßig nach Zürich, Wien, Hamburg, überall dorthin, wo sich der globale Friedens-Sprecher mit der glücklichen Körperfülle und seinen vielstufigen Meditationsrhythmen angesagt hatte.

Das musste auch Anton so gegangen sein. Bei einem der frohen Wippabende – es war im Jahr 1980 – stand er mit einem Mal neben Nina, zog mit den anderen die Arme auf und nieder, lauschte dem großen Glücklichen auf der Bühne, strahlte versonnen die hagere Schöne an und rauchte zwischendurch diesen und jenen Joint. »Ein zweiter Bhagwan?«, fragte er sie und zeigte mit den Augen Richtung Bühne. »Und du? Ein bisschen Flower-Power?« Im Grunde war das Eigentliche da geschehen. Noch am selben Abend nahm Anton die brave Tochter aus Nordend mit nach Rödelheim. Die Wohnung war mickrig. Nina war das egal. Sie war ganz auf Ausbruch aus. Ihr Geliebter, erfuhr sie, hatte slowenische Wurzeln und war 1950 in Menden im Sauerland geboren worden. Sein Vater war während des Zweiten Weltkrieges Panzerkommandant gewesen, hatte mit der deutschen Wehrmacht zusammengearbeitet und für sie als Übersetzer gearbeitet. »Für meinen Alten gibt es nichts anderes als Krieg«, sagte Anton.

Den der Vater ins Private verlängerte. Mit 17 hatte der Sohn von den Dauerprügeleien des Vaters die Nase voll, haute ab von zu Hause und trampte nach Indien. Er blieb ein ganzes Jahr. 1970 kam er nach Deutschland zurück und ging, um dem Wehrdienst aus dem Weg zu gehen, nach West-Berlin. Mittlerweile war Anton zwanzig, ohne Ausbildung und ordentlich auf dem Trip. Von den Jahren in der geteilten Stadt erzählte er Nina in der ersten Nacht besser nichts. Das hätte sie nur missverstehen können. Nichts also von der Chaos-WG in Moabit, der Fixer-Szene, seinen Tagen am Bahnhof Zoo, von Ephedrin, Valium, Mandrax, den Kneipen, in denen er sich sein Heroin besorgte, den immer gleichen ekligen Turkeys danach. Kein Wort also von seinen Jahren als schwerer Junkie. Irgendwie musste Anton den Absprung doch noch geschafft haben. Er zog nach Frankfurt, raus aus den Drogen-Netzen. Aber auch dort war es nicht einfach, dem Milieu zu entfliehen.

Von daher kam ihm die bürgerliche Nina bei Maharaji sehr gelegen. Sie hatte keine Ahnung von seinen – vom Heroin – weggebrannten Anfängen, den brodelnden Löchern im Kopf, seinen vergeblichen Gratwanderungen. Mit ihr konnte Anton in ein anderes Leben wechseln. Sie glichen zwei sehr verschiedenen Sternen. Er war Tischler, Bastler und Surfer, blond, braungebrannt, eine Art Sunnyboy, der sie mit jeder Geste zu fragen schien: »Na, meine Hübsche, was kostet die Welt?« Sie studierte Musik und Literatur, ging in Theater, Konzerte, Ausstellungen, las unentwegt Adorno und Szondi und imaginierte sich in Räume, die ihm verschlossen blieben. »Aus unserem Risiko kommt unsere Sicherheit.« Anton redete so. »Wenn man sich häutet, dann richtig.« Nina liebte ihn, wie er war. Sie brauchte seine Sätze, weil sie Distanz zu Nordend schufen, zur stillen, dunklen Kindheit. Wie mochte sie den Moment, wenn er sie ohne Richtungsangabe in seinen klapprigen VW-Bus packte, um ihr später die Atlantikküste zu zeigen. Das war fürs Erste allemal genug.

BEFREIUNGSTHERAPIEN. Die Siebzigerjahre: 373 Frauen im »Stern« mit ihrem Bekenntnis »Wir haben abgetrieben« als Attacke auf den Paragrafen 218, Olympische Terror-Spiele in München, Ölkrise, Rücktritt von Willy Brandt, Proteste gegen Brokdorf, Ausbürgerung von Wolf Biermann aus der DDR, John Travolta in »Saturday Night Fever«, der TV-Mehrteiler »Holocaust«, der deutsche Terroristen-Herbst. Die westdeutsche Gesellschaft schlingerte zwischen psychischer Befreiung, freiheitlicher Versprechung, Derealisierung der Vergangenheit und verunsicherter Identität. Was ihr fehlte, war ein ideeller Kern. Auf einer internationalen Tagung über Depression im Jahr 1970 in New York machte erstmals eine offizielle Zahl die Runde, nach der weltweit 100 Millionen Menschen unter Depressionen litten. Das waren drei Prozent der Weltbevölkerung. Die Krankheit sickerte global durch alle Ritzen und zeigte sich mit einem völlig neuen Symptompool: Es ging nicht mehr um das nervöse Sinnesflattern der Neurastheniker, weniger um die neurotischen Banden von Familie und Konfession, als vielmehr neu um Depression als eine Krankheit der Verantwortlichkeit. Die Siebzigerjahre als Zeiten der Selbstfindung, der Selbstverwirklichung, der Psycho-Kurse für die Massen, des »Ich bin o. k. – Du bist o. k.«

Der »Zukunftsschock« des Amerikaners Alvin Toffler aus dem Jahr 1970 analysierte die moderne Gesellschaft, in der das Schnelllebige, die Hektik, der Stress, das Temporäre, die unendliche Auswahl zum Problem geworden waren. »Suchtverhalten, Selbstmordimpulse, Impulshandlungen. Dieses ›Ausagieren‹ füllt die depressive Leere aus. Es ist eine Weise, sie zu kompensieren«, schreibt Alain Ehrenberg. Der Zwang zur Freiheit verursachte unübersehbar schlechte innere Zeiten. Die Kultur des Konsumismus ließ die Seele ins Leere laufen. Der sogenannte »depressive Komplex« antwortete im Stil der Verzweiflung. Die Studentinnen, die sich an den westeuropäischen Universitäten in den Siebzigerjahren ritzten oder an Bulimie erkrankten, die Häufigkeit von Alkoholismus und Drogensucht bei Jugendlichen, der massive Einsatz von Antidepressiva und die hohe Suizidrate schienen vom Gefühl chronischer Unzulänglichkeit zu berichten, aber auch von psychischer Verarmung, die ein neues Zeitalter des Selbst ausmaß. Die Westdeutschen bekamen es in der Zeit mit mehreren Bänder-Systemen zu tun, die sich zu einem Schlingnetz zusammenschoben: das weiße Band, das historische Trauma-Band, das chemische Narkose-Band, das Band der neuen Freiheit, das schneller als angenommen zum Zwang werden konnte. Der Selbstverwirklichte fühlte sich überfordert, von der ständigen Forderung, sich selbst zu verwirklichen. Erschöpfung und Depression wurden zum Paar. Es schien der Moment, in dem der Psychiatrie ein nächstes Wirkungsfeld zugewiesen wurde, das ab nun von den Pathologien des neuen »Glücks« handelte.

FAXY. Nina hatte zwar eine Ahnung davon, dass Antons Outlaw-Sound nicht nur aus Hippie und Sponti bestand, aber die Tiefe seines Bodens schaffte sie nicht auszuloten. Da sorgte er schon vor. Zwar hatte er oft von Slowenien erzählt, aber für sein unauflösbares Gefühlsgemisch aus Ost und West, Gewalt und versuchter Freiheit, Sinnsuche und blanker Verzweiflung, für diesen speziellen Seelenfaden fand sie keine Übersetzung. 1982 heirateten sie. Nina wurde schwanger. Mithilfe ihrer besten Freundin, der Grafikdesignerin Helene, gelang ihr ein Stück weit der Abschied von Maharaji. Die intensive Freundschaft der beiden Frauen gab Nina inneren Halt. Ein Kind, das hieß auch eine neue Welt. Vielleicht war es das, was ihrem Leben gefehlt hatte? Anton empfand die schwangere Nina, unterstützt von der starken

Helene, wie eine Akutbedrohung gegenüber einer Ordnung, die er sich mit aller Mühe zurechtgezimmert hatte. Das war in seinen Augen Liebesentzug, nein Verrat. Er verlor jeglichen Halt, prügelte sich durch die Wohnungstür und durch die schwangere Nina hindurch, bis er von der Polizei abgeführt werden musste. 1983 wurde Ella geboren. 1984 kam es zur Scheidung.

Eine junge Frau, Mitte zwanzig, die ihr Studium abgebrochen hatte und putzen ging, um für ihre Tochter und sich zu sorgen. Als Ella drei war, kam sie in einen Kindergarten und lernte dort Dianne kennen. Deren Familie war wegen der Arbeit des Vaters aus Boston nach Frankfurt gezogen. Ella wurde wie eine Tochter in die Familie aufgenommen. »Ich lernte nicht nur amerikanisch wie eine Muttersprache, sondern auch, dass man sich richtig streiten kann und dabei trotzdem liebt. Das hatte etwas sehr Reales«, sagt sie. Jeden dritten, vierten Abend verbrachte Ella nun bei Dianne und flog von klein auf mit ihr alle zwei Jahre in die USA.

Eine kleine Wohnung mitten in Frankfurt, Ende der Achtzigerjahre. Eine gestresste, weiterhin sehr hagere Mutter, die mittlerweile Karriere gemacht hatte und Pressesprecherin des Oberbürgermeisters von Mainz geworden war. Rasch noch einen Schluck Kaffee, zwei, drei Anweisungen an die Tochter. Es würde spät werden. Sie werde doch klarkommen? Ella nickte. Dann fiel die Tür ins Schloss. Das Mädchen spürte einen Moment lang der Stille der Wohnung nach, nahm dann kurzerhand seinen Ranzen. Was soll's, sagte sich Ella. Am Nachmittag, war klar, würde sie mit Dianne verbringen. Mit acht Jahren wollte Ella unbedingt reiten lernen. Die anderen Mädchen in ihrer Klasse machten das auch. In Seelenberg, im Taunus, gab es einen Island-Pony-Hof. Da wollte sie hin. Eine Aktion für den Vater. Die beiden fuhren mit seinem VW-Bus durch den Taunus. Bad

Soden, Königstein, Seelenberg. Auf dem Hof stand Faxy, ein molliges Pferd mit kräftigen Hinterbeinen. »Das ist ein ganz schwieriger«, wiegelte der Stalljunge ab. »Von dem würde ich die Finger lassen.«

Doch Ella sah nur ihn. Es war, als hätte eines der »wilden, brennenden Pferde« von Novalis nach knapp zweihundert Jahren endlich seine Reiterin gefunden. Faxy ritt nur Galopp, ohne Sattel. Er rannte durch den Taunus, als ginge es um sein Leben. Ohne Pause, durch jeden Tümpel, über jede Wiese, durch jeden Wald. Er trieb jeden Dachs auf, beschnupperte jedes vom Baum gefallene Nest, trampelte über jeden Ameisenberg. Faxy war nicht zu halten. Ein Pferd, das es wissen wollte. »Durch ihn hat etwas angefangen«, sagt Ella. »Etwas, das sich leicht, wild und frei anfühlte. Er rüttelte mich so lange durch, bis ich einen Körper hatte.« Neben dem atemlosen Faxy gab es, seit sie dreizehn war, noch die Waldorfschule: Gartenbau, Schnitzen, Schneidern, Steinmetzen, Töpfern, Eurhythmie. »Ich fühlte mich wie im falschen Film. Irgendwann wurde es besser.« Das war, als die Klasse vier Wochen lang zusammen »Faust« einübte. Der Lehrer nannte das Ganze »Klassenspiel«. Ella war das Gretchen. Ihre erste Rolle. Der andere Unterricht fiel in der Zeit aus.

Manchmal besuchte sie Anton, ihren Vater, der in den Taunus gezogen war und mit einer neuen Frau lebte. Er fotografierte Hochzeitspaare, verkaufte indischen Schmuck auf Märkten und fuhr deshalb regelmäßig nach Asien. »Im Grunde«, sagt Ella, »bröselte er wie immer vor sich hin.« Die Mutter hatte in der Zwischenzeit einmal mehr Karriere gemacht. »Eine wichtige Frau für die deutsche Kulturlandschaft, mit Dienstauto, Tausenden Terminen und dem speziellen Opportunismus, den so ein Job vielleicht erfordert«, sagt die Tochter. »Sehr schön, sehr tough, sehr busy.« Manchmal, wenn Ella aus der Schule kam, sah sie, wie die Mutter weinend den Kopf auf den Boden schlug. »Immer dieser Druck, dabei steckte sie erneut in so einer schrägen Liebesgeschichte. Aber ich war zu jung, um die Bilder zuordnen zu können.«

Faxy, Amerika und Waldorf waren für Ella wichtig, aber mehr noch die Liebe. Mit 13 Jahren lernte sie Hannes kennen. Sie liebte ihn ohne Vorbehalt, ohne zu denken, ohne eine Sekunde innezuhalten. Warum sollte das Maß der Liebe Verlust sein? Woher nahm er solche Sätze? Doch nach drei Jahren hielt sie sein Dauer-Nein nicht mehr aus, wie ihr auch das Leben mit der Mutter zu eng wurde: »Ihre ständige Lebensangst. Das Gefangensein in sich. Dieses Festhalten. Und nie eine eigene Aktion, immer warten, immer passiv. Sie war so depressiv, dass sie eine ganze Tischrunde dazu bringen konnte, irritiert zu fragen: Ja, was hat sie denn? Geht es ihr nicht gut?«

1997, mit sechzehn, zog Ella mit ihrer Freundin Stella in eine WG. »Alles, was ich gemacht habe, habe ich aus dem ganz egoistischen Gefühl heraus gemacht, glücklich zu sein«, sagt sie. »Aber, um das sein zu können, muss man auch da hinschauen, wo es wehtut. Es gibt sie ja, die Risse. Wir tun heute so, als ob wir das vergangene Jahrhundert einfach vergessen könnten. Das wird nicht gehen. Aber Dunkles, nur um des Dunklen willen? Da fehlt mir die Liebe, die mich gerettet hat, da fehlt Amerika, die Ruhe, Stille, das Atmen und Besinnen, oder wie Rilke sagen würde: das ständige Hämmern und Pochen in sich selbst. Ich weiß, dass ich Glück hatte, das anderen Generationen davor nicht hatten. Mit meiner Mutter konnte ich wie selbstverständlich in einem Kunstraum leben: Schumann, Schubert, Beethoven. Mit ihr in einer Oper sitzen und an derselben Stelle zusammen weinen, sich von innen die Welt draußen zurückholen, das ist, was mich mit ihr verbindet und mich trägt.«

1999. Ella bestand ihr Abitur. Mit zwei ihrer Freundinnen – Esther und Alina – fuhr sie an den Pazifik. Das musste sein, die Geschichte vom Highway Number One. 650 Kilometer Küste zwischen Los Angeles und San Francisco. Auf den Fotos am Strand vor den hohen Wellen immerzu lachende, junge Frauen in bunten T-Shirts und schrägen Hüten. Von Foto zu Foto wirkt sie sonnengebräunter, flirrender, aber auch aufgeschwemmter. »Zehn Joints am Tag. Ecstasy, Alkohol, Koks. Stimmt schon, das war heavy«, sagt Ella. Wieder zu Hause, kam sie nicht mehr runter. Drei Jahre war sie drauf, bis sie Paranoia bekam und in einer Klinik landete. Dann war Schluss damit.

2003 ging Ella nach Berlin und studierte Schauspiel. »Diese Sehnsucht nach Weite. Wenn du auf der Bühne stehst und ins Publikum schaust und die Worte mit einem Mal zu fliegen anfangen. Wenn du spürst, wie sie Höhe bekommen und schweben, bis sie irgendwann im Zuschauer landen. Diesen Moment kennt nur das Theater so.« Mittlerweile spielt Ella an den renommiertesten Theatern Deutschlands. Die Intendanten großer Häuser halten intensiv Ausschau nach ihr. Nina Orff kommt zu allen Premieren. »Man muss das nicht mögen, wie du spielst. Es ist anders, aber an dir kommt auf der Bühne keiner vorbei«, sagt sie der Tochter. Ella weiß, dass das kein Satz einer Theaterkennerin ist, sondern der Stolz ihrer Mutter, die den Erfolg der Tochter mittlerweile sehen kann. Vor zwei Wochen hat sich Ella im amerikanischen Konsulat in Frankfurt ihre Green-Card abgeholt. »Es ist richtig, dass du gehst«, sagt Nina Orff. »Manchmal geht man, und da ist erst mal kein Weg. Und trotzdem ist es gut zu gehen. Vielleicht kommst du ja zurück.« Die beiden sitzen sich in einem Berliner Theaterfoyer gegenüber. »Gestern«, erzählt die Tochter, »haben die Proben für Danton angefangen. Der Regisseur sagt, dass das Stück morbid ist, weil es in ihm um den Tod geht. Nein, es geht nicht darum, im Gegenteil. Das Stück fängt da an, wo das Leben anfängt, wenn Ideale sich in Luft auflösen, wenn da plötzlich nichts mehr ist, woran man sich halten kann. Glaubenskrise, Staatskrise, Finanzkrise, weiß der Himmel! Kein Guru, kein Dogma, kein Diktat. Nur der Mensch. Ein magischer Zustand. Da fängt doch was an, in dieser Ruhe, trotz der Lautstärke da draußen. Meinst du nicht?«

II DAS DRIFTENDE ICH

4. GENAUE LANDE-ANWEISUNG
STEPHAN A. JANSEN

Wir müssen die Antworten kriegen.
Anne Sexton

DER ALTE MANN UND DAS LUFTMEER. 5. August 1908. Das Zeppelin-Luftschiff LZ 4 war nach seinem Rundflug über Südwestdeutschland – über Basel, Straßburg, Mannheim, Darmstadt, Stuttgart – schon auf der Schlussetappe, als es um die Mittagszeit bei Echterdingen auf Zwischenlandung musste. Die Tour, die fast einen Tag lang unter einem »kolossalen Sturm von Hoch und Hurra« vom Boden aus bejubelt worden war, fand bei diesem aufgenötigten Stopp ihr abruptes Ende, da das majestätische Schiff aufgrund eines schweren Gewitters aus den Halterungen gerissen wurde, explodierte und komplett verbrannte. Der Untergang des fragilen Zeppelin-Walrosses, die so jäh heruntergebrannte Hoffnung, wurde aber wider Erwarten nicht zur Katastrophenerzählung, sondern binnen Kurzem zu einer Erfolgsgeschichte, zur Legende, zum »Wunder von Echterdingen«. »Auf keine Art«, schrieb der Dichter Hugo von Hofmannsthal, »konnte das Heroische an der Figur dieses tapferen, alten Menschen und das ganze Pathos seines Daseins so blitzartig in die Gemüter von Millionen von Menschen geschleudert werden als durch diese während einer halben Minute aufschlagenden Riesenflamme.«

Das Unglück traf den Herznerv der Deutschen. Der zu

dem Zeitpunkt siebzigjährige Ferdinand Graf von Zeppelin, wegen seiner kritischen Äußerungen im Militär zunächst in kaiserliche Ungnade gefallen und lange für seine Luftikusse eher belächelt denn tatsächlich unterstützt, stieg an diesem Augusttag des Jahres 1908 zum Volkshelden auf. Die Deutschen sahen die Bilder eines Ideengerippes und waren sich noch im selben Moment darüber einig: Das durfte kein Schlussbild gewesen sein. Das war ein Anfang. Was sie so lange zwar bestaunt, aber misstrauisch beäugt hatten, euphorisierte sie mit einem Mal. Das lag zum einem an Graf Zeppelin selbst, einem Mann der Tradition, der in hypernervösen Zeiten den Verhältnissen getrotzt und mit aller Energie an seiner Idee der silbrig schimmernden Riesenrosse festgehalten hatte. Sicher, Zeppelin brauchte Geld für seine Entwicklungen, aber er träumte nicht zuerst ökonomisch. Er war ein Solitär und verkörperte darin eine Sicherheit, in der Welt zu sein, wonach sich die fahrige Zeit sehnte.

Die plötzliche Begeisterung für die seltsamen Luftgeschöpfe lag aber auch an ihnen selbst. Nach Echterdingen wurden die so gemütlich vor sich hin brummenden Luftmajestäten zu den an den Himmel geknüpften und dabei quer gelegten Seelenbeuteln der Nation. Mit ihnen wollten die Deutschen träumen, sich begeistern, identifizieren und solidarisieren können. Tradition, Unternehmergeist, Modernität unter dem Zeppelin-Signum als ein echtes Antidepressivum? In jedem Fall lautete der gemeinschaftliche Entschluss: Die Flugschiffe sollten – koste, was es wolle – »das unendliche Luftmeer erobern« und damit den realen wie imaginären Aufschwung der Deutschen in Szene setzen. Binnen Kurzem kamen durch eine »Volksspende« – die sich aus zahllosen Einzelspenden aus dem ganzen Land zusammensetzte – ganze sechs Millionen Reichsmark zusammen, damit die Flugwunder des »Alten vom Bodensee« endlich den gewünschten Kurs nahmen.

Am 10. November 1908 machte sich Wilhelm der II. höchstselbst auf den Weg nach Manzell am Bodensee, um dem Megastar der Lüfte die Ehre zu geben und ihm die höchste zivile Auszeichnung, den Orden des Schwarzen Adlers, anzuheften. Zeppelin wurde Kult, zum Fetisch, zum väterlichen »Messias im Fluge«. Tragik, Technik, Triumph, Gemeinschaft und die Beharrlichkeit eines adligen Generals aus altem Schrot und Korn verschmolzen in dieser Sekunde zum luftigen Gründungsmythos einer sich suchenden Nation. Im Norden des Landes waren soeben Klara, Martin, Erna, Sigi, Gustl, Rudi, Karla, Anna, Max, die Kinder aus Michael Hanekes Film »Das weiße Band«, geboren worden.

AUFSTIEG DURCH ABSTÜRZE. »Für die Landung eines Luftschiffes wird ein Platz benötigt, der in der Windrichtung eine Länge von etwa 600 Metern und quer hierzu eine Breite von 500 Metern aufweist«, schrieb Ferdinand Graf von Zeppelin in einer »Lande-Anweisung« für Friedrichshafen. Die Luftschiffhalle für die Zeppeline befand sich in der Manzeller Bucht. Von dort stieg am 2. Juli 1900 das erste Luftschiff LZ 1 auf. Zwischen dem Ort Manzell und der Stadt Friedrichshafen sind es keine fünf Kilometer. Dazwischen, genau auf der Hälfte der Strecke, liegt das Seemooser Horn. Dort, direkt am Wasser, steht auf der von Zeppelin geforderten Landefläche die private »Zeppelin-Universität« für Wirtschaft, Kultur und Politik. Ein Ort, der sich – einhundert Jahre nach ihm – nichts weniger als die Entfaltung des von Karl Jaspers ausgerufenen »hellsten Bewusstseins des Zeitalters« auf die Fahnen geschrieben hat.

Tatsächlich ist es in dem Gebäude sehr hell, das vollständig aus Glas und modernstem Design besteht. In den Fenstern Richtung Alpen kräuseln sich die Wellen des Bodensees. Durch das große Foyer flutet von allen Seiten Licht, das den Eindruck macht, als könne es den See ins Innere hinein verlängern. Nicht lange, und die Verhältnisse kommen in einem entsprechend ins Schwimmen. Aber was ist das, womit man hier zu tun bekommt? Der Fahrstuhl düst in den dritten Stock. Über dem Gang erneut Glasfronten, Spiegelungen, Chrom, gestylte, trendige Schriften, Kunst, reichlich Zitate. Das Ganze ein großer Echoraum. Das Schwimmen wird stärker. »Ich liebe Unis, die absurd sind!« Die Begrüßung des Präsidenten Stephan A. Jansen in seinem Büro. Das Arbeitszimmer eine Art Flugkapsel, leicht nach vorn gekippt, zum See hin. Jetzt nur noch die Augen schließen und den Ton des langsam aufdrehenden Motors in sich aufnehmen. Die Bremsen lösen sich, der Gashebel schiebt sich zum Anschlag. Bolzen, Schrauben, Holmen, Höhenruder, Steuerknüppel. Gleich wird es den tiefsten Punkt geben, den größten Druck. Dann wird einen die Welt loslassen. Was ist Höhe?

Stephan A. Jansen wurde 1971 als Mittelschichtskind in Papenburg im Emsland geboren. Ein echter Moorländer also, der sich mit Schleusen, Kanälen, Fehn auskennt, dem man die Kultivierung eines Untergrunds, das Erschließen leerer Räume buchstäblich ins erste Adernetz versenkt hat. Zur Vita des jugendlichen Präsidenten: Studium der Wirtschaftswissenschaften in Witten/Herdecke, Tokio und New York, Absolvent der Stanford-Universität, Promotion über die »Form der Fusion«, natürlich »summa cum laude«, Professor für Strategische Organisation und Finanzierung, 2003 Gründungspräsident der Zeppelin-Universität. Gäbe es noch einen, dem man mit 31 Jahren die Gründung einer Universität nach eigenem Gusto überantwortet hätte? War das ein Traum? Keine Frage. »Ursprünglich aber wollte ich ein leeres Containerschiff mieten und mit ihm überall dorthin fahren, wo die Desaster stattfinden, die Umweltkatastrophen, wo es die wirklichen sozialen Probleme gibt. Hinschauen, präzise Beschreibungen und dann versuchen, die Konflikte zu lösen.« Der Mann für den Worst Case also, der Container als geistige Basis, die Universität als bewegliches Laboratorium, als globales Cargo-Unternehmen. Das war die Anfangsidee. Am 18. Februar 2003 kam ihm ein Anruf aus der Chefetage der Zeppelin GmbH dazwischen mit der Frage, ob der promovierte Fusionist ein Konzept für eine andere Art Universität in petto hätte. Hatte er natürlich.

Der Boden beginnt soeben unter einem wegzutauchen. Es geht zügig nach oben. Die Luft teilt sich. Zehn, zwanzig, dreißig, vierzig Meter. Mit jedem erreichten Höhenmeter wird der Körper leichter, heißt es. Die Instrumente tuckern. Irgendwann geht der Druck weg. Die Kapsel kippt leicht nach vorn. Was allein besagt, dass sie mittlerweile genug Höhe hat. Irgendwann ist sie oben und beginnt zu schweben. Die Arme ausstrecken, um die Welt für einen Moment anzuhalten. »Ich wollte immer eine Uni gründen, die sich außerhalb des Rituals von Uni bewegt«, sagt Stephan A. Jansen in dem Moment. Und wie sollte das aussehen? Das sonore Geräusch der Maschine. Der Himmel ein kubischer Raum. Im Kopf ein Zischen, als hätte jemand ein Feuerwerk entzündet.

Die Jansen-Sätze kommen nun in Stakkato: »Gesellschaftliche Probleme sind undiszipliniert – wir auch. Deswegen setzen wir auf forsche Interdisziplinarität, auf wissenschaftliche Mehrsprachigkeit für gesellschaftliche Lösungen. Wir brauchen andere Kommunikationsformen als Vorlesungen und Sprechstunden. Deshalb gibt es bei uns Nachfrageorientierung statt Angebotsorientierung.

Das heißt, die Studierenden erfinden ihre Lehrveranstaltungen selbst, statt sich dauernd wiederholte Vorlesungen von Professoren anzuhören. Dazu haben wir ein Tandem-Coaching eingesetzt: Jeder Studierende hat eine doppelte Reflexionsschleife mit einem Wissenschafts-Coach und einem Praxis-Coach. Denn es geht uns um eine intelligentere Teilnahme vonseiten der Studierenden statt einer gewerkschaftlich organisierten Studierendenvertretung. Deshalb gibt es bei uns auch einen studentischen Vizepräsidenten, der einen schnelleren informellen Zugang zum Präsidium für alle Themen hat, beispielsweise wenn es um systematische Überforderungen geht. Außerdem wollen wir eine stärkere Forschungsorientierung während des Studiums. Wer bei uns studiert, muss schon im Bachelor ein Forschungsfreisemester haben für eigene Projekte. Individualisierung ist das Zentrum unserer Uni. Und jeder hat eben auch mal sehr individuelle außerwissenschaftliche Probleme. Dazu haben Studierende und Präsidium das Student-Counseling eingerichtet, eine anonyme Anlaufstelle, mit einem externen Psychologen. Last, but not least bietet die Universität zahlreiche Diskussionsreihen an, auch mit biografischen Themen, denn es sollte ja an Universitäten mehr um Persönlichkeits- als um Personalentwicklung gehen.«

Es ist, als zöge das Universum durch einen durch wie scharf wehender Sand. Jansens Körper steht jetzt komplett unter Spannung. Das Ganze ist ernst. »New Science statt New Economy«, sagt er bestimmt. Die Universität als Superlativ, für eine kreative, unternehmerische Jugend. »Was wir wollen, ist eine neue Management-Generation zwischen Wirtschaft, Kultur und Politik. 2003 sind wir mit dem Slogan gestartet: Pioniere statt Elite! 2010 sagen wir mit Blick auf die dauernden Verkürzungen im Bildungssystem: Pioniere statt Pubertät! Wir sind eine Klassensprecher-Uni. Es hat bereits 80 eigene Unternehmensgründungen hier gegeben. Enorm viel in meinen Augen. Die Studierenden fordern uns, weil sie sich auf ihrem Weg selbst fordern. Das ist nicht immer gesund, aber sie finden hier einen geschützten Raum dafür.«

Von der Raumkapsel aus die Erde von oben betrachten, die Linien, Landmarken, Texturen, Striche, alles ganz hell. Der Motor schnurrt, der Wind drückt leicht von vorn. Ab und an leuchten am Boden gelbliche Lichter auf. Wieder diese Gleitstimmung, der Zustand, wenn man sich entfernt, endlich loslässt, wenn man von einem Augenblick in den nächsten wechselt. »Im Grunde sind wir heute doch alle Chaospiloten. Was wir brauchen, sind überraschende Lösungen für überraschende Probleme. Das nicht wissbare Wissen, die echten Zumutungen. Von der Bologna-Generation wird mehr Flexibilität als je zuvor erwartet. In der Welt geht es widersprüchlich zu. Die Normalität von Katastrophen und Krisen müssen die Jungen mitkriegen, von Anfang an«, sagt Stephan A. Jansen. Und was soll das nun konkret heißen?

»Unsere Universität hat jetzt knapp 650 Studenten. Jedes Semester kostet den einzelnen Studenten 3950 Euro, uns nochmal das Doppelte. Wir finanzieren uns allein über Fundraising, also ohne einen einzigen staatlichen Euro. Auch deswegen sind wir klein, können jedes Semester nur 30 Studierende pro Studiengang aufnehmen. Das heißt, wir müssen auswählen.« Wie läuft so eine Bewerbung ab? »Es gibt kleine Arbeitsgruppen mit fünf bis sieben Bewerbern. Sie alle sollen ein Problem lösen, das erst mal nicht zu lösen ist.« Welche zum Beispiel? »Die Bewerber gehen als Projektgruppe in ein Altersheim und entwickeln Konzepte, wie die Pflegestufen aussehen und realistisch umgesetzt werden können. Oder: Sie müssen sich im Gefängnis von

Ravensburg Resozialisierungsprogramme für junge Häftlinge überlegen. Oder: In einer psychiatrischen Tagesklinik braucht es ein anderes Verhältnis von Selbstständigkeit und Kontrolle. Es geht um die Frage, wie das aussehen könnte. Für uns ist interessant: Sind die Bewerber in der Lage, konzeptionell zu denken, wie gehen sie an die Probleme heran, wie kooperieren sie? Es geht uns um Blickwechsel, um völlig neue Perspektiven, die noch keiner kennt.«

Es ist schön, etwas Neues zu machen, einen Raum zu betreten, in dem niemand bisher war. Nichts nachzumachen, nichts zu wiederholen. Es ist wie das Dehnen in eine Erwartung, bei der es nur darauf ankommt, nach vorn zu blicken, um Land zu gewinnen. Luftland, Himmelland, eigenes Land.

NEGATIVE HÖHE. »Jeden Tag an den eigenen Grenzen zu arbeiten«, sagt Stephan A. Jansen jetzt, »dafür braucht es Willen und Kondition, physisch wie psychisch. Erfolg ist nichts anderes als die Ausbeutung eines psychischen Defektes.« Bitte was? Der Mann in der Glaskapsel erzählt von Peter, dem Kommilitonen während seiner Promotionszeit in den USA. »Drei Wochen war er schon weg. Niemand fragte nach ihm. Irgendwann stellte sich heraus, dass er sich umgebracht hatte. Keiner sprach darüber. Peters Tod war ein absolutes Tabu. Das hat mich beschäftigt: die hohe Suizidalität an den Spitzenunis und das Schweigen darüber. Ab da war Depression ein Thema für mich.«

Man müsste sich mit einem Satz abstoßen können. Einen klaren, schlichten Satz sagen und mit ihm Schwung holen, um zu fliegen, die Zeiger vibrieren zu lassen und sich gegen den Himmel zu stemmen. Das Wetter wird umschlagen. Die Wolken treiben noch gelassen, aber es gibt Turbulenzen, vielleicht sogar ein Gewitter. Etwas liegt in der Luft. Die

Atmosphäre wirkt plötzlich ganz stumpf. Am Himmel wird Depression als der Winkelabstand eines unter dem Horizont befindlichen Gestirns verstanden. Man könnte auch negative Höhe dazu sagen.

»Das war ein Schock«, sagt Stephan A. Jansen. »Kurz nach dem Studium zunächst dieser Hype, der Dotcom-Boom. Wir als Generation Golf galten als die absoluten Modernisierungsgewinner: all die Start-up-Gründer, Investment-Banker, Webdesigner, PR-Menschen, IT-Experten. Eine richtige Goldgräberstimmung war das, bis die große Blase platzte. Anfang 2000 war die New Economy dann am Ende. Alles brach weg. Bei mir wurden zwei von drei Unternehmen eingestellt, aus Finanzierungs- und Zeitproblemen.« Graf Zeppelin hätte eine solche Rutschpartie noch trocken »Navigationsirrung« genannt, aber das hier war mehr: Leute wurden massenhaft entlassen, die Server abgeschaltet, auf einen Schlag gab es jede Menge Firmen mit verwaister Geschichte. Das musste erst mal verdaut werden.

Dazu noch das Ende der Bonner Republik, das Ende der Spaßgesellschaft, das Ende der Popliteratur, das Ende des Popjournalismus. Endstücke über Endstücke. Alles ein bisschen viel auf einmal. Es lag auf der Hand, dass sich der geflowte Wirtschaftswissenschaftler mit den Folgen und Kosten der großen und kleinen Desaster um den Millenniumswechsel auseinandersetzen musste. Eine Zeit der Desillusionierung, des Phantomschmerzes und der versuchten Revisionen. Allein Informationsökonomie, das war es also nicht. Was aber dann?

Im Jahr 2001 kamen die Zahlen und Fakten zur Großdepression. Stephan A. Jansen mag Daten in ihrer Unabweisbarkeit. Mit ihrer Hilfe suchte er nach einer Gegenposition zu der, wie er sagt, eher »psychologischen und mitunter esoterischen Diskussion darum«: Anstieg bei depressionsbedingten Arbeitsfehlzeiten in Deutschland seit 1990 um 62,5 Prozent, 38 Millionen beschäftigungsbedingt Depressive in Europa, der volkswirtschaftliche Verlust in den USA durch depressive Arbeitnehmer 43 Milliarden Dollar. Zahlen als Stoff. Depression als Metapher für nahezu alle Funktionssysteme der Gesellschaft erklomm mitten in der Millenniumstalfahrt eine nächste Karriereleiter.

Schon aus diesem Grund fand im Oktober 2002 im Hauptbahnhof Witten, Alter Wartesaal, 2. Klasse, eine zehntägige Veranstaltung zum Thema »Wozu Depression?« statt, die Stephan A. Jansen wesentlich mitinitiiert hatte. Aus dem avancierten Programm sind noch die Ratlosigkeit und Verwirrung herauszulesen, die der weltweite Breakdown ausgelöst hat. Die Wittener »next:the:science:factory« als »future:fashion:show 001« entwarf Depression als Happening, als Doppelpunkt-Party, als Desaster-Revue. Aber sie hatte auch Fragen: »Führen kollektive Depressionen zu einem Neo-Konservatismus? Welche Geschäftsmodelle ermöglichen Depressionen in der derivativen Sinnindustrie auf dem Markt für mentale Fitness? Braucht eine Wohlstandsgesellschaft ohne Kriege den Zyklus der Depression von Gier und Angst?«

ZYKLEN, SEQUENZEN, ZAHLEN. Stephan A. Jansen hielt den Fragen um das Phänomen Depression im globalen Wettbewerbskreislauf die Treue. Nach Witten 2002 interessierte ihn die Krankheit vor allem als Begriff der Ökonomie, speziell das Sequenzielle, Zyklische daran. »Erkenne, was für ein Rhythmus den Menschen hält«, hatte Novalis geschrieben. Ist der benannt, lässt sich das Tückische der Depression womöglich zügeln. Gesuchte Distanznahme als gesunde Bewältigungsstrategie auch, um den eigenen Seelenkorridor nicht bis in jeden Winkel hinein ausleuchten zu müssen?

»Das Gefühl der Ohnmacht ist nach einer individuell ge-pflegten und medial gefeierten Kontrollillusion umso mäch-tiger. Depression ist ein Korrektiv auf gesellschaftliche Hochzeiten. Aus solchen Übertreibungen entstehen z.B. auch gefühlte Inflationen und der Wunsch nach dem Durch-schnitt. Mittelmäßiges wird zum Erstrebenswerten in Zei-ten chronischer Alarmzustände. Das Ungewisse, Flockige, die Neugier werden auf unbestimmt verschoben. Manu-faktum wird endgültig zum Vorreiter der Retro-Zukunft: »Es gibt sie noch, die guten alten Dinge.« Und Dallmayr er-gänzt: »Schön, dass es so etwas Gutes noch gibt«, schreibt Stephan A. Jansen 2002.

Kaum überraschend, dass die Depression unter all der Krisenlast einmal mehr auch zu einem handfesten Busi-ness-Modell wurde: »Selbstverständlich entwickelt sich die Depression, genauer die depressive Zuschreibung, zu einer der seriösesten Konsumressourcen«, meint der Ökonom. »Eine Vielzahl von Märkten für Anti-Depressiva beginnt sich zielgenauer als bisher zu positionieren: Beginnend vom Friseurhandwerk, der Schönheitsindustrie, von Kos-metika bis Chirurgie, der Fluchtbranche Tourismus, über die konjunkturresistente Luxusindustrie, Prostitution, Dro-gen, Sonnenstudios und Biokostläden. Vor allem die Sinn-entleerung in der üppigen Industriegesellschaft schaffte das steigende Bedürfnis nach einem ›Markt für mentale Fit-ness‹. Während die klassische Sinnindustrie ›Religion‹ mit einem breiten Filialnetz in jeder Stadt operierte, hat sich in dem anderen Bereich ein dynamischer Wettbewerb ent-wickelt: Psychotherapie, Coaching, Esoterik, Weiterbildung, Wellness, Voodoo etc. Bei der Wettbewerbsanalyse fällt auf, dass vor allem motivierende Leistungen, sogenannte Trans-formationsgüter, produziert werden – mit durchaus höhe-ren Kosten als die Kirchensteuer. Bloße Anleitung zu Glaube und Hoffnung reicht nicht mehr, es geht um konkrete Anleitungen zur Wunschproduktion.« Das Selbst als Performance, als unternehmerische Initiative, als Funktionsmodell gegen die Krise, als ein Abenteuer?

Im Herbst 2005 folgte für Stephan A. Jansen in Zusammenarbeit mit einem Team um den Organisationsberater und Psychiater Prof. Dr. Fritz B. Simon von der Privat-Universität Witten/Herdecke ein weiterer Therapieschritt, um den grassierenden Seeleninfarkten auf den Leib zu rücken. Sie etablierten ein Depressionsbarometer, das sich neben dem Geschäftsklima-Index als gesellschaftliches Diagnoseinstrument durchsetzen sollte. Die Forschercrew testete mehr als 100 000 Menschen und stellte dabei fest, dass bei medialen Großereignissen wie den Terroranschlägen in London, der Vogelgrippe oder der Bundestagswahl das Barometer deutlich ausschlug. Der Mittelwert in der westlichen Welt für einen Verdacht auf Depression liege bei 17, sagen vergleichbare Studien. In Deutschland, so die Wittener Forscher, liege der Wert bei 31,6 und damit fast doppelt so hoch. Über die Gründe für diesen erstaunlich hohen Wert war allerdings nichts zu erfahren.

Für Stephan A. Jansen sind strukturelle Analysen das A und O. Seine Promotionsstätten waren Stanford und Harvard, seine Basis die soziologische Systemtheorie, sein Faible sind Statistiken als ein Mittel, die Probleme kenntlich zu machen. In Sachen Depression liegen die Zahlen auf dem Tisch: Für die WHO ist die Krankheit absolut auf dem Vormarsch. Gegenwärtig leiden 300 Millionen Menschen weltweit an Depressionen. 2020 wird sie weltweit die zweithäufigste Erkrankung nach Herz-Kreislauf-Störungen sein. Aber auch in Deutschland ist so ziemlich alles an der Depression progressiv. Seelische Erkrankungen stehen mittlerweile an vierter Stelle der Krankmeldungen. Jedes Jahr sind annähernd 8 Millionen Menschen depressiv krank, immerhin zehn Prozent der Bevölkerung.

Dabei betonen Experten, dass lediglich 50 Prozent der Depressionen überhaupt als solche erkannt werden, da die Ärzte zumeist nur auf organische Symptome achten. Psychostress führt zu den längsten Ausfallzeiten im Job. Die Zahl der Fehltage durch psychische Erkrankungen ist in den vergangenen 12 Jahren um fast 80 Prozent gestiegen, sagt eine AOK-Studie vom Juli 2010. Im Jahr 2006 gaben die Krankenkassen für die Behandlung von Depressionen 26,7 Milliarden Euro aus, wobei lediglich 2,2 Prozent der Depressionskranken überhaupt stationäre Behandlung in Anspruch nehmen. 12 000 Suizide jährlich, die hohe Dunkelziffer nicht eingerechnet, berichten davon, dass die Sache ernst ist. Jede dritte Führungskraft fühlt sich ausgebrannt, jeder zweite Pfarrer klagt über Burn-out, generell sind psychische Störungen mittlerweile der häufigste Grund für eine Frühpensionierung. 2007 begründete jeder Dritte seinen frühzeitigen Ausstieg aus dem Beruf mit hartnäckigen Depressionen.

Bundesweit betrugen im Jahr 2007 die Ausgaben für stationäre Behandlungen bei psychiatrischen Erkrankungen mehr als anderthalb Milliarden Euro. Vor rund zehn Jahren war es noch die Hälfte. Und noch ein neues Phänomen kommt dazu: Während sich im Jahr 2000 50 000 aller 15- bis 20-Jährigen wegen »psychischer Verhaltensstörungen« stationär behandeln ließen, waren es 2008 über 70 000. Das ist ein Anstieg um mehr als 40 Prozent. Bis zu sechs Prozent der Kinder und Jugendlichen in Deutschland leiden an depressiven Störungen. Therapeutisch aber ist diese Gruppe unterversorgt: In Sachsen-Anhalt etwa gibt es gegenwärtig zwei Kinder- und Jugendpsychologen. Und noch eine Zahl ist interessant: In Deutschland lebende türkische Migranten sind um 38 Prozent depressiver als Türken in ihrer Heimat. Die psychische Höherbelastung gilt für alle Migrantengruppen.

Und was wird aus dem depressiven Zahlenberg? Stephan A. Jansen sieht aus dem Augenwinkel heraus den Katamaran über den See heranrauschen. »Wenn sich die Symptome wirklich verstärken, müssen wir vor allem auch an den Universitäten umso dringender nach Strategien und Lösungen suchen«, sagt er. Das Schiff, das jede Stunde fährt, ist jetzt auf der Höhe der Universität. Am kleinen Strand vor der Glaskapsel schwappt aus dem spiegelglatten Wasser eine einzelne große Welle heraus, rollt bis auf den Rasen und läuft selbstverständlich zurück. Der alerte Chef folgt ihrem Rhythmus, schaut über den glitzernden See. Sein Blick bleibt in den Wolken hängen, die sich auf dem Wasser spiegeln. Verdoppelte Himmelstexturen, Lichtkontraste, Wasserspiele, Zeitläufte. Der sonst so prompt wirkende Jansen gleitet zurück in eine Ledercouch, wirkt auf einmal sehr entspannt, wechselt scheinbar übergangslos das Thema: »Eins ist klar: Die Zeppelin-Story ist mit dem ›Wunder von Echterdingen‹ nicht auserzählt. Die Sache ging ja weiter.«

Es gibt Neuerungen, die offenbar verschiedene Leben haben. Die Zeppeline hatten wenigstens drei: Zeppelin bis Echterdingen, Zeppelin nach Echterdingen, Zeppelin unterwegs nach Trans-Ozeanien. Ab 1928 flogen die imposanten Silberfische rund um die Welt und wurden zum Synonym globaler Fortschrittskultur. Ab 1924 gab es 590 Zeppelin-Flüge, davon 105 Ozeanflüge, eine Weltrundfahrt mit Zwischenlandung in Tokio, Los Angeles und Lakehurst, eine deutsch-russische Arktisfahrt zu Forschungszwecken sowie eine Fahrt nach Ägypten. Die Flugschiffe waren nicht mehr nur Frachtlader für Post, Gepäck und Proviant, sondern flogen vor allem als Luxusobjekte für pekuniär Bessergestellte.

Ein Überseeflug, der umgerechnet 10 000 Euro kostete, wurde zum Statussymbol. »Spektakuläre Lufttransportgüter wie ein Opel Olympia, ein zerlegtes Rennflugzeug oder ein lebender Gorilla halfen gleichzeitig, für die Luftschifffahrt zu werben«, heißt es in einer Zeppelin-Broschüre.

Mit der Vision einer weltumspannenden Luftschifffahrt war es rasch vorbei, als Hitler kam. Er beanspruchte die populären Himmelsboten für sich und seine Propaganda. Ab 1934 hatten die exotischen Luftrosse trotz des Widerstandes der Friedrichshafener Unternehmensleitung Hakenkreuze auf ihren Heckflossen. Einmal mehr fanden nun Flüge statt, bei denen die Deutschen mit Marschmusik, Flugblättern und Parolen der Nationalsozialisten vom Himmel aus torpediert wurden. Am 4. März 1936 wurde endlich das LZ 129 – die »Hindenburg« – fertig und ging auf Jungfernflug. Das schimmernde Rhinozeros war in allem der Superlativ: mit 246,7 Metern das längste und mit 215 Tonnen Dienstgewicht das schwerste Luftschiff, das je gebaut wurde. Es erreichte eine maximale Geschwindigkeit von 137 Kilometern pro Stunde. Im Inneren gab es erstmals zwei Decks. Völlig neu waren Duschen und das dezente Mobiliar im Bauhausstil. Es gab einen Rauchsalon, eine Bar, einen Blüthner-Flügel. Alles in allem näherte sich das LZ 129 dem Volumen und Dekadenz-Niveau der »Titanic« an. Es hatte auch dasselbe Schicksal.

Beim Anflug auf Lakehurst am 6. Mai 1937 fing das Heck der »Hindenburg« – und damit zuerst das überdimensionale Hakenkreuz – Feuer. Binnen Sekunden brannte der Koloss nieder und explodierte mehrfach. 34 Menschen starben. Der Absturz der »Hindenburg« wurde zum Sinnbild. Technische und politische Welten schienen völlig außer Kontrolle. Wie Saskia Frank in ihrem Buch »Zeppelin-Ereignisse« deutlich macht, ist der Absturz der »Hindenburg« nicht mehr als

»Systemunfall« zu lesen. In Lakehurst, schreibt sie, ist das »Prinzip der Umkehrung von Substanz« nach dem französischen Beschleunigungsphilosophen Paul Virilio umgesetzt worden. Bei technischen Katastrophen, heißt es bei ihm, sind immer dann am meisten Personen zu Schaden gekommen, wenn die betreffende Technik am weitesten entwickelt gewesen sei. Heißt das im Umkehrschluss: Je ausgefeilter die Technik, umso mehr Menschen werden missbraucht? Und ist dieser Algorithmus auch auf die moderne Seele übertragbar? Im März 1940 ordnete Hermann Göring die Sprengung der Luftschiffhallen in Frankfurt und die Verschrottung der verbliebenen Silberboote an. Die Ideenwelt von Graf Zeppelin und die eines Adolf Hitler hatten nichts miteinander zu tun. Die zerstörten Körper der Flugtiere, die gesprengten Visionen, die ausgehöhlten Seelenbeutel. Die Hoffnungen der Deutschen verkehrten sich zu Schatten. Sie reichten weit.

HYBRIS, CHEMIE, TECHNIK. Stephan A. Jansen kommt auf seine Arbeit zurück: »Die Universität will kein Biosphärenreservat sein, kein Glaspalast, der künstlich junge Unternehmer züchtet und sie verwirrt in die Chefetagen schickt. Selbst werden heißt auch Bodenhaftung. Die Zeiten sind fragil. Man muss die Risiken kennen.«

Quartalszahlen, Hochrechnungen, ökonomische Schraubengesetze. Es hat Zeiten gegeben, in denen die anthropologische Innovationstaktung gemächlicher lief und Gesellschaft noch große Stücke auf normative Ruhezeiten hielt. Spätestens seit Beginn des neuen Jahrtausends ist man jedoch dabei, die Nischen und Schutzzonen gründlich auszufegen. Das Verhältnis von Erfolg und Verlust, besonders aber jene auf Wettbewerb getrimmten Schönheits- und Siegercodes, werden noch einmal neu justiert. Das gilt seit geraumer Zeit auch da, wo es um das amerikanische Zauberwort »Enhancement« geht, das man auch mit Optimierung von Körper und Geist mithilfe technischer und psychopharmakologischer Leistungssteigerung übersetzt. Ob an Schulen oder Unis, ob bei Managern und Politikern, ob bei Audi oder Dienstleistern, ob in der akademischen Welt oder auf dem Börsenparkett – wer kreativ, konzentriert, leistungsbereit, fettarm, frei von Depressionen oder am Ende einfach nur relaxt sein will, greift zur Chemie. Die Hippeligen nehmen Ritalin, die Verzweifelten Fluoxetin, die Ausgepowerten Modafinil, die Management-Welt schätzt Koks, die Blutleeren brauchen EPO. In einer 24-Stunden-Dienstleistungsgesellschaft hat man immer erreichbar, immer einsatzbereit, immer unter Strom zu sein.

Auch hier sprechen die Zahlen eine klare Sprache: Laut einer DAK-Studie vom Januar 2009 dopen sich in Deutschland bis zu zwei Millionen Arbeitnehmer für den Job, davon 800 000 regelmäßig. 770 000 Männer und fast 300 000 Frauen trainieren gegenwärtig in Fitnessstudios mithilfe von Steroiden und Wachstumshormonen für einen »optimalen Körper«. Wurden 1990 in Deutschland noch 1500 Kinder mitRitalin behandelt, gab es 2007 bereits 500 000 diagnostizierte ADHS-Fälle. Sechs von acht Mitarbeitern im Consulting-Bereich konsumieren regelmäßig Psychopharmaka. Hirndoping am Arbeitsplatz werde zum Alltag, sagen die Trendforscher. Mit dem Millenniumswechsel hat sich das Leben in einem großen Schub verdichtet, betonen sie. Die allgegenwärtigen Krisen hätten diesen Trend deutlich verschärft.

Selbst die Nahrungsmittelindustrie sei dabei, auf den fahrenden Chemie-Zug aufzuspringen. »Es wird Getränke für Kreativität, Konzentration, Leistungssteigerung und Stimmungsaufhellung geben«, sagt Thomas Jendrosch, Wirtschaftspsychologe und Inhaber eines Beratungsinstituts in Korschenbroich. Und auch die Kindernahrung werde künftig dahingehend »vielfältiger«, denn Eltern, sagt Jendrosch, »wollen ihre Kleinen so früh wie möglich fit für ein Dasein als Leistungsträger machen«.

Richtungsweisende Neubestimmungen einer Gesellschaft, die sich am liebsten im Stillen vollziehen. »Alle Dinge beschleunigen sich, sobald sie ihr Prinzip verloren haben«, schreibt der französische Philosoph Jean Baudrillard. »Diese Realität, die beschleunigt wie ein kopfloses Huhn, während ihr Prinzip weitermacht wie ein huhnloser Kopf.« Mit der rasanten Medikalisierung der Gesellschaft schafft sie sich allerdings auch ein nicht zu übersehendes Problem. Wie ein verdeckt agierendes System lässt sie die Depression gleich einem Schatten durch die Hintertür treten. Denn man braucht sich nichts vorzumachen: All die Chemie hat Folgen. Nach dem forcierten Hoch kommt die zwangsläufig raue Ernüchterung, wissen die Ökonomen. Aber können die Unmengen an Pharmazie, die in der Gesellschaft im Umlauf sind, in ihren Folgen noch gehändelt werden? Präziser: Stehen für das bereits praktizierte Neuro-Enhancement überhaupt ausreichende politische, juristische und wissenschaftliche Antworten parat? Sind wir in der Lage, auf die neue Dimension gesellschaftlicher Anästhesierung zu reagieren?

Auf der Suche nach Antworten stößt man zwangsläufig auch auf das im November 2009 in der Zeitschrift »Gehirn und Geist« veröffentlichte Memorandum »Das optimierte Gehirn«. Sieben Experten aus den Bereichen Rechtswissenschaften, Psychiatrie, Chemie, Medizinethik, Philosophie und Medizin hatten sich drei Jahre lang dem Thema Hirndoping gewidmet und mit ihrer Optimierungsschrift nun die Ergebnisse öffentlich vorgestellt. Das Projekt, unter der

Federführung der Europäischen Akademie in Bad Neuen-
ahr-Ahrweiler, war vom Bundesministerium für Bildung
und Forschung finanziert worden. Dass die Akademiker
zum brisanten Thema Hirndoping keine Handlungsemp-
fehlungen für Politik und Wissenschaft geben konnten –
wie ursprünglich gedacht –, dürfte einen schlichten Grund
haben: Den Autoren gelang es kaum, kritische Distanz zu
ihrem Gegenstand aufzubauen. Auf bemerkenswerte Weise
ist das Forscher-Team mit dem »Wir« einer Gesellschaft
identifiziert, das sich kaum anders als im Optimierungs-
Karussell denken kann. »Begründungsbedürftig«, heißt es
im Memorandum, »ist nicht die Freiheit, Neuro-Enhancement-Präparate zu nehmen – begründungsbedürftig sind
vielmehr Einschränkungen dieser Freiheit.«

Klar, wer wollte bestreiten, dass alles nichts ist, wenn
Freiheit nicht ist. Aber welche Freiheit eigentlich? Die Freiheit der 20 Prozent deutscher Arbeitnehmer, die von ihren
Arbeitgebern angehalten werden, zu Psychopillen zu greifen, weil sie dem Druck an ihrem Arbeitsplatz nicht mehr
standhalten können? Oder die Freiheit des Selbst, sich beim
Verschwinden zuzusehen? »In einer Gesellschaft, in der
Menschen ständig psychoaktive Substanzen zu sich nehmen, kann man nicht mehr sagen, wer jemand ist, ja, nicht
einmal, wer normal ist«, schreibt Alain Ehrenberg. Dabei
kann man den Autoren des zwölfseitigen Papiers gewiss
nicht vorhalten, das Pro und Kontra der Debatte unzuläng-
lich verkürzt oder gar ausgespart zu haben. Suchtgefahren,
Verteilungsgerechtigkeit, die Rolle der Ärzte, individuelle
und kollektive Verantwortung – alles kommt in Betracht.
Doch wie unter der Hand paust sich durch jede Papierseite
die Faszination am erhofften Pharmasegen: Wie halten Sie
es mit den Risiken bei Hirnmanipulationen? Na, aber: Sind
Coaching und Meditation den Psychopharmaka nicht sehr

ähnlich? – Was ist mit den Suchtgefahren? Also, bitte: Auch eine romantische Liebe kann mitunter irrationale Züge annehmen. – Und der durch all die Chemie erzeugte gesellschaftliche Druck? Wer weiß, vielleicht ist es auch genau andersherum, vielleicht werden wir ja durch ihn empfindsamer, sozialer, menschlicher? – Und das Ethische bei all der Optimiererei? Ja, was nun: Sind wir im Maßnehmen der Natur sonst auch so kleinlich?

Letzten Endes bringt es die Chefin der Forschungsgruppe Isabella Heuser, Professorin und Direktorin der Psychiatrie-Klinik der Berliner Charité, im »Spiegel« vom März 2009 auf den Punkt: »Gäbe es die Wunderpille, frei von Nebenwirkungen, würde sie jeder von uns nehmen!« Hatte sie die Wunderpille im Blick, die immer wieder den einen großen Krieg entscheiden sollte? Oder die, mit deren Hilfe man im Sport schon seit Urzeiten zum ultimativen Helden ausersehen war? Jene Pille also, die für den Mythos des ewigen, unverwundbaren Siegers herhalten musste, der jedoch längst demontiert ist? Wenn der Lack aber doch ab ist, will uns trotzdem kein Besserer einfallen als der alte Prometheus mitsamt seinen Transformationen?

»Es gibt gute Gründe, das offenbar schon heute vorhandene Bedürfnis nach pharmakologischer Unterstützung der Psyche zu enttabuisieren: Pharmaunternehmen müssten gesunde Menschen nicht länger krank reden, um deren Bedürfnisse nach Neuro-Enhancement-Präparaten bedienen zu dürfen. Enhancement-Interessenten müssten sich umgekehrt nicht länger krank stellen, Ärzte nicht länger so tun, als würden sie Störungen behandeln, wenn sie Neuro-Enhancement-Präparate einsetzen. Das solidarische Gesundheitswesen müsste nicht länger für solche scheinbaren Heilbehandlungen bezahlen. Und schließlich ließen sich Gesetze und Zulassungsbestimmungen so modifizieren, dass sie Forschungsprojekte ermöglichen würden, die zukünftig die Entwicklung von Neuro-Enhancement-Präparaten verfolgen könnten«, heißt es im Memorandum.

Merkwürdig, dass die sieben Experten für eine Freigabe von Hirndoping plädieren, obwohl es bisher keinerlei substanzielle Forschung von Neuro-Enhancements mit gesunden Probanden gibt – und auch nicht empfohlen werden kann. Nicht mal bei einer Substanz wie Amphetamin, das bereits seit 100 Jahren auf dem Markt ist, oder bei Ritalin, seit 50 Jahren verschrieben, sind Langzeitfolgen und Risiken bei Gesunden geklärt. Selbst bei der Pharma-Nutzung im Zusammenhang mit Kindern gelingt der Forscher-Crew keine klare Haltung. Wegen des experimentellen Charakters sei die Anwendung bei Kindern zwar gegenwärtig inakzeptabel, aber eine generelle Ablehnung für die Zukunft sei »unangemessen und voreilig«, wissen die Experten.

All das wird formuliert, obwohl weder Neuro-Enhancements noch die sogenannte Verbesserungsmedizin bisher ausreichende rechtliche Regulierungen kennen. Ist in diesen Fragen der vermeintliche Kundenwunsch die maßgebende und allein ausreichende Legitimation? Was ist mit dem sonst so wichtigen Verbraucherschutz? Wie steht es um so schöne Begriffe wie die Würde des Menschen, seine Autonomie, Authentizität und Identität? Wie will man es mit so etwas wie Bewusstseinsfrieden halten oder der Tatsache einer kollektiven Nötigungssituation? Müsste nicht mentale Selbstbestimmung als ein legitimes Rechtsgut definiert werden? Das Memorandum als Kapitulationsschrift, als weiße Fahne der Wissenschaft vor der eigenen Verantwortung? Wird hier russisches Roulette gespielt, oder muss Raumschiff Enterprise wieder einmal auf Reise? Geht es um einen speziellen Wissenschaftsdiskurs, der auf diese Weise bestimmt werden soll? Oder um Forschungsinteressen mit

Blick auf die Pharmaindustrie? Dass es den Experten nicht gelingt, sich zu einer anderen Lesart des Jetzt durchzuringen, als seine Verwerfungen im Sinne eines Status quo abzunicken, wird sowohl zum symbolischen als auch ethischen Problem. Denn ein chemisierter Körper ist vor allem eins: ein abhängiger und damit auch kontrollierter Körper. Die Wunderpille, das wie auch immer erhoffte gute Doping, ist ein Mythos, nicht mehr und nicht weniger als eine fixe Idee, eine Projektionsfläche, um bestehende Machtverhältnisse und Ungleichheit zu legitimieren.

Chemisches Enhancement ist ein kontinuierlich wachsender Milliarden-Markt. Der eigentliche Hype aber liegt in dem, was man heute unter technischem Enhancement versteht. Die Aussicht, den Körper, das Hirn und die Seele von außen zu steuern und zu leben, scheint alle Forschungsschleusen zu öffnen. Natürlich und berechtigterweise hoffen Kranke auf neue Therapeutika. Aber wer kontrolliert diese Forschungsbereiche, damit sie tatsächlich denen in Not zugutekommen? An der Schnittstelle zwischen Heilung und Optimierung schießt man regelmäßig immer dann übers Ziel hinaus, wenn nicht klar zwischen liberalem Ideal, dem Recht auf Risiko und der Verweigerung von Verantwortung unterschieden wird. So produziere die biotechnologische Revolution beispielsweise »eine Art moralischen Schwindel«, meint der amerikanische Philosoph und Harvard-Professor Michael Sandel, dessen Dimension bisher kaum umrissen ist. Technik, Naturwissenschaft und Rationalität würden dabei aufgrund ihrer Rasanz alle rechtlichen Regulierungen und ethischen Diskurse unterlaufen.

Als entscheidenden Schritt hat der Rechtsphilosoph und Strafrechtler an der Hamburger Universität, Reinhard Merkel, den Wechsel vom physiologischen zum neuronalen Doping ausgemacht, indem er auf neueste Technika wie

»Optogenetics« oder »Deep Brain Stimulations« verweist. Wozu sich noch mit Chemie vollpumpen, wenn Fitness, Konzentration oder das Freisein von Depressionen genauso gut von außen über Laser, Licht oder Strom hergestellt werden können? »Diese Art der ›Deep Brain Stimulations‹ ist beeindruckend und erschreckend zugleich«, sagt Reinhard Merkel. »Auf der einen Seite ergeben sich Chancen für die Behandlung von schweren, psychischen Erkrankungen. Auf der anderen Seite ist, jedenfalls prinzipiell, eine Steuerung von außen möglich. Man kann übrigens durchaus vermuten, dass im Hochleistungssport schon heute Experimente mit neuronalem Doping durchgeführt werden. Die Stimulation des sogenannten ›Belohnungszentrums‹ bietet sich dafür an.«

Die Aussicht, in Kürze als von außen gesteuerte Spezies auf der Erde herumzukreiseln, bleibt hoffentlich ein apokalyptischer Alb. Doch konzertierte Forschungswut, sonderbare Expertencrews und eigenartig verschlafene Korrekturinstanzen bilden denkbar günstige Bedingungen für eine global agierende Körperindustrie. Wer wollen wir sein? Wie weit wollen wir gehen? Wie halten wir es mit unseren Sinnen, Körpern, Seelen? In seinem »Plädoyer gegen die Perfektion« formuliert Michael Sandel: »Unsere Natur zu verändern, damit sie in die Welt passt, ist in der Tat die tiefste Form der Entmachtung. Es lenkt uns davon ab, kritisch über die Welt nachzudenken. Statt unsere neuen genetischen Fähigkeiten dafür einzusetzen, das krumme Holz der Menschheit zu begradigen, sollten wir tun, was wir können, um soziale und politische Verhältnisse zu schaffen, die für die Begabungen und Beschränkungen unvollkommener menschlicher Wesen möglichst günstig sind.«

IKARUSSPIELE. Und wie verhält es sich an der ›Zeppelin-Universität‹ mit der Chemie? Wo sind die Umkehrpunkte? Stephan A. Jansen scheint auf die Frage gewartet zu haben. »Wir sind eine kleine Universität mit einem individuellen Betreuungskonzept. Wer zu uns kommt, sucht Überschaubarkeit und direkte Rücksprachen. Dabei werden unsere Studenten immer jünger, gönnen sich kaum Pausen. Sie kommen direkt vom Abitur, machen hier ihren Bachelor oder Master, starten sofort ihre Karriere oder promovieren im Eiltempo. Da ist wenig Luft dazwischen. Womöglich sind im Gegensatz zu den Massenuniversitäten Betreuung, aber auch Einhaltung der Regelstudienzeiten die eigentlichen Gründe, zu uns zu kommen. Von daher empfehlen wir offensiv: Selbstbeobachtung, Selbstführung, Selbstironie und damit eine positive Distanz zu sich und den Verhältnissen. Depression ist vor allem ein Selbstzuschreibungsphänomen, denn es gibt keine objektiven Kriterien. Und ja: Sicherlich haben wir hier einiges an neugierigem und nervösem Potenzial. Worauf wir im Coaching, das alle Studierenden durchlaufen, sensibilisieren, ist: Selbst-Bewusstsein und die Entwicklung eigener Frühwarnsysteme für die Psyche. Seelische Leiden sind normal und für Studierende in einer solch bewegten Phase der Biografie erst recht.«

Ein Grund mehr für die Universität, nicht nur zu Themen wie »Vertrauen in virtuellen Räumen«, »Story Hoffenheim – Der Aufstieg eines Fußballvereins«, »Moden in der Managementtheorie«, »Das Vertrauenskapital von Marken«, »Akquisitionen und Fusionen von und durch Familienunternehmen« einzuladen, sondern auch Fragen wie »Was ist psychische Gesundheit?« außerhalb des Curriculums anzubieten. Der Raum ist voll, als es darum geht. Mehr als hundert Studenten sitzen, den See im Rücken, in der Spätabendsonne und hören ihrem Präsidenten zu, wenn er über

Sinnerosionen, Angstkosten und Multioptionalität spricht. »Weil man glaubt, dass sich alles beschleunigt«, sagt Stephan A. Jansen, »dass alles im Sozialdarwinismus endet, wird man selbst schneller und sozialdarwinistischer. Eine performative Selbsterfüllung, ohne eigentlichen Anlass. Das scheint das Paradox unserer Zeit: die Propellierung der Erwartung. Dabei sieht die Realität anders aus: Wenn Sie zu Ende studiert haben, besteht in diesem Land ein Akademikermangel von 1,2 Millionen. Das heißt: Sie sind dazu verdammt zu arbeiten.« Für die Studenten hört sich das nicht so sehr nach froher Botschaft an. Ihre berufliche Zukunft liegt noch in weiter Ferne. Für sie gibt es ein Jetzt, und das bestimmt ihre Themen.

Moritz, Student aus dem vierten Semester, meint gleich am Anfang der Diskussion: »Wir haben hier ziemlichen Druck unter dem Kessel.« Was ist es, was den Druck macht? »Jeden Tag gibt es den Vergleich und damit andauernd das ›Survival-of-the-fittest‹-Problem. Wenn das kein Druck ist«, wirft Aram, Student aus dem dritten Semester, ein. »Klar, ich kann alle Sprachen lernen, im Internet leben, in jedes Land fahren und tausend Leute kennenlernen. Aber was sind meine wirklichen Referenzpunkte? Ich weiß es nicht«, sagt Ivonne aus dem zweiten Semester. »Immer heißt es: Mach das Beste aus deinem Leben. Entscheide dich! Aber niemand versteht, wie einsam ich in dieser Entscheidung bin«, erklärt Esther, die neben David sitzt. »Andauernd erzählt man uns was von Multioptionen. Aber das ist nur die halbe Wahrheit. Die Relevanz meiner Entscheidung steigt, wenn ich mich für etwas entscheide«, weiß Erstsemestler Johannes. Und wo ist das Problem? »In dem Moment habe ich etwas anderes für mich auszuschließen und muss außerdem die Entscheidung noch jeden Tag vor mir rechtfertigen. Was ist das anderes als Druck?« – »Die Welt ist einfach zu groß. Aber bin ich morgen immer noch so glücklich wie heute?«, will Suse aus der zweiten Reihe wissen. »Wir hören immerzu von Offenheit, aber es gibt in den Seminaren nicht mal die Zeit, einen Fehler zu machen«, sagt Christin, von ganz hinten. André aus dem vierten Semester meint: »Ständig geht es um Kontakte, Networking, irgendwelche Wundertüten. Klar haben wir Sex, aber wo bleibt die Liebe?« Elena aus dem zweiten Semester sagt: »Du kannst hier jeden Tag Ikarus spielen und hast die Chance, alles auszunutzen. Ein Privileg der Freiheit. Aber die Verlockung, weiter zu fliegen, als man kann, ist an dieser Uni verdammt groß. Man muss den Moment erkennen, wenn die Flügel ansengen. So nah an der Sonne verbrennt es sich leicht.«

ANDERE BELICHTUNGSZEITEN. Elena, Christin, Pascal, Hauke, Peter, Yvonne, Wiebke, Bertram, Inga, Nora, Kilian, Moritz, Aram, Natalie sind in dem Sinn die Urenkel der Kinder aus Michael Hanekes Film »Das weiße Band«. Elena beispielsweise, Jahrgang 1989, kommt aus Konstanz. Als sie das erste Mal im Foyer der Zeppelin-Universität stand, wusste sie: Das ist ihr Ort. Nur hier wollte sie studieren. »Ich war so stolz. Die Leute, die Atmosphäre, das Licht, die Offenheit, der See.« Mittlerweile ist sie im zweiten Semester und fühlt sich angekommen, in ihrem Studium, an der Uni, bei sich. »Aber der Start war holprig. Das hatte sicher auch mit meiner Geschichte davor zu tun«, sagt sie. Elena wuchs wohlbehütet zusammen mit ihrem drei Jahre älteren Bruder in einer Rechtsanwaltsfamilie auf. »Aber das Beschützte ist kein Kriterium. Du kannst die besten Bedingungen haben, und trotzdem holt dich was ein.« Sie sitzt im Foyer der Uni, in dem offenen Spektralraum, den sie so mag. Man denkt bei ihr sofort an Sommer, bunte Farben, etwas Suchendes, sehr Helles. Das Graublaue ihrer Augen hat dieselbe Farbe wie der

See. Ihre Hände auf dem Tisch suchen die richtigen Worte zusammen, die ihre Kindheit im Nachhinein benennen können.

»Meine Schulzeit war die Hölle. Ich wurde von Schülern und Lehrern gleichermaßen massiv gemobbt. Jeden Morgen vor der Schule lag ich im Bett und sagte: Nein, ich kann nicht, ich gehe da nicht hin. Irgendwann stand ich auf, lief rüber ins Bad und erbrach mich. Meine einzige Frage war: Wie kann ich das aushalten? Mich quälte der Gedanke, dass ich an der ganzen Situation schuld war, obwohl ich nicht wusste, warum.« Es ist, als ob das Mädchen mit den grau-blauen Augen in Gedanken noch einmal durch ihre gemobbte Kindheit läuft und nach genauen Bildern dafür sucht. »Der Schmerz weigert sich, interpretiert zu werden. Er ist da und kapselt sich ein.« Elena spricht von einem inneren Schatten, der sie durch die Schuljahre begleitet hat, und von der Schwierigkeit der Eltern, die Stille der Tochter nachvollziehen zu können. »Ich führte Krieg gegen mich, weil etwas in mir so sehr darum kämpfte, bei sich zu bleiben. Ich hatte immer das Gefühl, es gäbe in mir einen inneren Verfolger. Den musste ich loswerden. Ich suchte nach einer Art Übereinkunft zwischen dem Umsorgtsein in den ersten Kindheitsjahren und der bedrohlichen Schulzeit. Aber woher sollte die kommen?

Der Vater als Rechtsanwalt, die Mutter als Zahnärztin: beide also sehr leistungsbereit. Wenn du damit groß wirst, ist es klar, dass du in der Schule mit zu den Besten gehören musst. Ich wollte gut sein, aber es ging nicht. In meinem Kopf war nichts anderes als: Ich bin dick, ich bin hässlich, ich bin dumm.« Die Symptome für eine frühe Depression verschärften sich. Elena bekam heftige Panikattacken. »Es war so schlimm, dass ich nicht mehr mit anderen spielte, mich immer mehr zurückzog. Essstörungen kamen dazu.

Irgendwann entschieden sich die Eltern, psychotherapeutische Hilfe in Anspruch zu nehmen. Ab der achten Klasse ging Elena dreimal wöchentlich zu einer Jugendpsychologin. »Da war so ein Riss. Heute denke ich: Ich hatte all die Symptome, die ein großes, trauriges Mädchen hat, das nicht allein sein kann, aber auch nicht mit den anderen, das an jeder Sekunde verzweifelt, an jeder Geste, jedem Satz. Das aus allem rausgefallen war, aber in der Illusion lebte, einmalig zu sein.«

Die Zeit in der Therapie wurde für Elena zu einer Art Geländer. In diesen Stunden konnte sie von der Schule erzählen, den für sie oft unverständlichen, bösartigen Reaktionen, dem Vorgeführtwerden, den Ängsten, der Einsamkeit. Mit der Therapeutin legte sie die Schultage wie Pattern zusammen. Irgendwann zeigte sich ein Muster. Gemeinsam entschied man, dass ein Schulwechsel die bessere Lösung für Elena sei. »Ich verließ die Schule, machte mein Abitur auf einem ganz normalen Gymnasium. Bis zum Schulabschluss – immerhin sechs Jahre lang – blieb ich in der Therapie.«

Und was machte den Start an der ›Zeppelin-Universität‹ so hakelig? »Naja, da ging es natürlich auch erst mal ums Flüggewerden. Ich war 18, als ich von zu Hause wegging. Alles war fremd. Ich hockte auf meinen Kisten und dachte: Was soll ich hier eigentlich? Dazu kam unser Jahrgang: 80 Prozent aus der Klasse waren vorher Schülersprecher oder Klassensprecher gewesen. Entscheidungen zu fällen, sich seinen Raum zu nehmen, war man gewohnt. Das läuft ab nach dem Muster: Ich habe so viel Background. Da müssen die anderen erst einmal zurückstecken. Du musst schaffen, dir das auch zu trauen, sonst gehst du hier unter.«

Elena erzählt von Anfangspanik, mangelnder Sicherheit, selbstgemachtem Leistungsdruck und den nächtlichen

Telefonaten mit der Therapeutin. »Ich weiß nicht, ob ich ohne die Therapiejahre den Anfang an der Uni überhaupt geschafft hätte. Binnen Kurzem muss man sich auf die neue Situation eingestellt haben. Ich hatte das ja schon mal durch.« Was dazukam: Man musste in den Anfangswochen erst mal mit dem Überangebot an der Universität klarkommen: »Talk to the CEO, Brown Bag Lunch, Artsprogramm, Barabend, Rotary Act, Swing Tanzkurs, Vorträge von Externen«, zählt Elena auf, »du musst lernen, dich zu entscheiden und ›Nein!‹ zu sagen. Du musst deine Grenzen kennenlernen. Schaffst du das nicht, kriegst du ein Problem.«

Die Zeppelin-Studenten stoßen an dem Punkt auf Schwierigkeiten, die an allen Universitäten virulent sind und – so sagen es zumindest die Zahlen – immer häufiger durch Medikamente austariert werden. »Du musst abends irgendwie runterkommen und morgens fit sein. Das kriegst du aus dir heraus nicht mehr gebacken«, sagt Moritz. Und was macht man dann? »Ach, da gibt's alles Mögliche. Jeder hat so seine Vorlieben. Ganz oben auf der Liste stehen aktuell Noradrenalin, Ephedrin und Ritalin.« Elena entgegnet, dass das nicht nur ein Problem der Unis sei. Überall ginge es doch um pointierte Leistungssteigerung. »Aber hier verstärkt sich was«, sagt Peter. »Klar, du kannst alles machen, aktiv sein, dich in alle Richtungen hin ausprobieren. Aber irgendwie gibt es durch den Dauerdruck keine selbstverständlichen Räume mehr. Ständig denkst du darüber nach, wie du dich schützen und gleichzeitig am besten verkaufen kannst.« – »Das nennt man ein gutes Marketingkonzept für das Networking in der Mediencommunity«, entgegnet Elena. »Aber über diesen Kampf geht die Intuition für dich selbst und die Welt verloren«, weiß Moritz.

Aber Peter liegt noch was anderes am Herzen: »Wenn du immerzu auf alles Zugriff hast und die Welt wie ein Zahlenmodell durchgerechnet wird, verschwindet die Tiefe in dem Ganzen. Eine Schraube zu berechnen oder über die Schöpfung nachzudenken, ist nicht dasselbe. Denken ist ein eigenes Wesen. Es braucht eine andere Zeit und andere Räume. Wenn das Geistige immer stärker eingeebnet wird und unsere Seelen nur noch im Wettbewerbstakt ticken, laufen wir immer mehr ins Leere. Depression hängt in meinen Augen sehr an der Frage des Sinns.«

Die Maschine wird schneller. Sie soll ihren Weg allein finden. Das Gyroskop ist zuverlässig. Die Hände reagieren mechanisch. Böen, Gegenwind? Am Horizont leuchtet für Minuten ein Streifen Sonne auf. Weite Blicke – ein zweiter Atlas aus Blau. Dazu die Leere, die einen schwindeln macht. Kaum Wind, Licht wie aus Blendlampen, tief unten das Erste Land, alles Kürzel in der Landschaft. Die Luft zischt, zeigt eine Schneise zum Boden. Es geht um die Landung. Kann man das hinkriegen? Die magnetische Wirkung des Fallens. Fallen, fallen, fallen. Man will nur ankommen, will für sich die geeignete Fläche finden. Aber wie geht das mit der Entschleunigung? Ferdinand Graf von Zeppelin hatte das Fragile des Moments durchaus im Blick. In seiner Lande-Anweisung gab er an: »Die Landefläche muss völlig eben, nicht geneigt und frei von Hindernissen sein.«

5. HALT AUF VERLANGEN
MARIANNE LEUZINGER-BOHLEBER

Die Depressiven ähneln sich nur äußerlich.
Le M. Mappian

NETZTÄLER. Eine Zeitlang hört man nur Schritte. Sie sind noch weit weg, klackern eilig über den Flur. Plötzlich Stille. Einen Moment später wird irgendwo eine Tür geöffnet. Eine Frauenstimme sagt in Schweizerdeutsch: »Ach, Frau Stebahne, könnten Sie bitte noch diese Mail schicken?« Die Tür wird geschlossen. Erneut vier, fünf Schritte, eine Tür, ein zweites kurzes Gespräch. Die Tür schließt sich. Auf dem Flur wieder das Trippeln, kurze Sätze. Bis Marianne Leuzinger-Bohleber, die geschäftsführende Direktorin des Frankfurter Sigmund-Freud-Instituts, in ihrem Büro auftaucht, wird es noch eine Weile dauern. Zeit also, sich umzuschauen: direkt neben ihrem Schreibtisch ein schwarzer Rollkoffer, an der Wand ein großes, gerahmtes Foto mit Elefantenrunzeln, daneben eine ägyptische Sphinx, eine Kinderzeichnung, auf dem Fenstersims die kaum zehn Zentimeter große Plastik einer Clowns-Tänzerin, auf dem Schreibtisch die Postkarte »Lesende auf dem Sofa«, davor der Laptop. Alles andere Interieur, vom Freud-Sofa über den Fußbodenbelag bis zur Sitzecke, durchweg in einem hypersachlichen Grau/Weinrot/Schwarz. Das einzige, was in dem ausgewählten Ambiente etwas herausfällt, ist ein kleines Original, das in der hinteren Ecke des Zimmers hängt. Es zeigt die Kulisse einer wuchtigen Berglandschaft: Netstal im Glarnerland. Urschweiz also, herbe Alpenmassive, bizarre Fluchten, ein lang gestrecktes Tal.

Das Entrée unten für das Tal ist der Walensee, das Portal für die imposante Sackgasse. Von dort schlängelt sich eine Straße entlang der Linth, des Kantonsflusses, hinauf, bis fast auf eine Höhe von 2500 Metern. Näfels, Netstal, Glarus, Ennenda – alles Ansiedlungen einer der ersten Urkantone der Eidgenossenschaften. In der Kantonshauptstadt Glarus trifft man sich weiterhin alljährlich im Mai zur Landsgemeinde. Mehrere tausend – im wahrsten Sinne des Wortes – Bürger treten unter freiem Himmel auf dem Zaunplatz in den Ring, um zu »raten, zu mindern und zu mehren«. Geklärt werden muss, ob das Stimmrechtsalter erhöht wird, es Gemeindefusionen geben soll oder der öffentliche Verkehr zukünftig für jeden kostenlos sein kann. Der erste Maisonntag entscheidet über das Wohl und Wehe des Kantons, und jeder, der was zu sagen hat, entscheidet in diesen Stunden kräftig mit. Da kann es schon auch mal hoch hergehen. Denn jeder darf seine Vorschläge machen, genauso wie der Einzelne – so er überzeugt – in der Lage ist, die große Mehrheit zu kippen. Die Glarner schätzen diese Art Direktheit, bei der dem Landamman erlaubt ist, am Ende von freien, offenen Wahlen das Auge entscheiden zu lassen, was eine Mehrheit ist. Das ist, was wir Urdemokratie nennen, heißt es stämmig aus dem Ring. Ausgeprägte Individualität als Leitwährung des Schweizer Republikanismus.

Zur Geschichte des wuchtigen, langgezogenen Tals gehört auch, dass das Glarnerland der am frühesten industrialisierte Kanton der Schweiz gewesen ist. Das Textilgewerbe, vor allem spezielle Stoffdrucke, hat das Tal peu á peu in die Höhe verschoben. Wie Perlen aufgereiht ziehen sich die Fabriken am Wasser entlang. Es dürfte somit kein Zufall gewesen sein, dass das erste Fabrikschutzgesetz der Schweiz in diesem Tal gemacht wurde. Denn die Bedingungen für die Weber und Tuchmacher waren lausig. Viele Glarner Bauern mussten sich außerdem mit der Zeit auf Heimarbeit verlegen, um einigermaßen über die Runden zu kommen. Das galt es zu regeln.

»In dieser Gegend gibt es viele Depressionen«, sagt Marianne Leuzinger-Bohleber, die in dem Moment ins Zimmer tritt, »das Tal ist eng. In bestimmte Ecken kommt beinah kein Licht.« Sie nimmt sich einen Kaffee. »Das hat man oft gar nicht so im Blick, aber viele Glarner haben das Tal verlassen und sind ausgewandert. Es gab zu wenig Arbeit. Die Bauernhöfe warfen nicht genug ab, um ganze Familien zu ernähren. Die Industrialisierung tat ihr Übriges. Die Glarner aber, die gehen,« sagt sie und schaut dabei für länger durch das Bürofenster ins Frankfurter Westend, »gehen oft wirklich. Sie gründen in der Fremde Kolonien. Nur wenige kehren ins Tal zurück.«

DIALOGE UND POETEN. Die Psychoanalyse als Gesellschaftserzählung – ist sie in die Defensive gekommen oder gar auf dem Rückzug? Wer äußert sich noch öffentlich über die Verbindung zwischen der Psychologie des Individuums und dem Zustand der Gesellschaft? Die Frau, in braunen Wildlederpumps und weich fallendem, braunen Rock, setzt ihre Kaffeetasse ab. »Was die Kulturkritik angeht«, sagt Marianne Leuzinger-Bohleber, »ist die Psychoanalyse deutlich bescheidener geworden. Die große Gesellschaftsanalyse, das war in den sechziger und siebziger Jahren. Das ist vorbei.« Als 1963 das Buch »Auf dem Weg in die vaterlose Gesellschaft« von Alexander Mitscherlich, dem Gründungs-Chef des Sigmund-Freud-Instituts, erschien, begann mit ihm das öffentliche Gespräch zu den psychischen Schäden der westdeutschen Nachkriegsgesellschaft. Die Jüngeren vermochten die Wunde kaum noch zu sehen, die die Vaterlosigkeit der beiden Weltkriege verursacht hatte. Das intensiv diskutierte Buch »Die Unfähigkeit zu trauern« von 1967 erweiterte den drängenden Diskurs um ein Vielfaches. Texte mit Wucht, denen es gelang, an einer neuen Physiologie der bundesrepublikanischen Kultur mitzuschreiben.

Seit 1962 saß in Gießen darüber hinaus der Psychoanalytiker Horst Eberhard Richter, der von 1992 bis 2002 das Freud-Institut leitete. Seine Arbeit zielte ebenfalls in aller Ausdrücklichkeit auf eine Symbiose von Kulturkritik und Sozialpsychologie. In seinem 1979 veröffentlichten Haupttext »Der Gotteskomplex« diagnostizierte er der modernen westlichen Zivilisation massive psychosoziale Störungen, die durch einen von Angst getriebenen Machtwillen und der Krankheit, nicht mehr leiden zu können, verursacht wurden. In seinem Buch »Bedenken gegen Anpassung. Psychoanalyse und Politik«, schrieb er: »Wer Anpassungszwängen taktisch nachgibt, wohl wissend, dass er ihnen mit vertretbarem Risiko widerstehen könnte und auch sollte, wird nach und nach die Unzumutbarkeit von Anpassungsforderungen gar nicht mehr wahrnehmen, das heißt die eigene Gefügigkeit auch nicht mehr als Fluchtreaktion durchschauen.«

»Wir sind stolz auf die großen Namen an unserem Institut«, sagt Marianne Leuzinger-Bohleber, »aber man muss auch bei den Leisten bleiben. Die Welt ist fragiler, komplexer, schneller geworden. Von daher bin ich sehr für den interdisziplinären Dialog.« Mit diesem Gedanken schiebt sich unvermeidlich noch einmal das Glarnerland in den Blick: Wie eine Sechzehnjährige dort im Jahr 1963 unten am Ausgang des Tals, am Walensee, am Bahnhof stand und dabei war, ihre Kindheit zu verlassen. Der Zug ging nach Zürich. Auf dem Hauptbahnhof stieg der Teenager in Richtung

Flughafen um, auf dem bereits ein Flugzeug in die USA wartete. Eine Netstälerin, die sich auf den Weg in das eigene Leben machte und für ein Jahr transatlantische Austauschschülerin wurde. Als sie zurückkehrte, machte sie ihr Abitur und siedelte nach Zürich um, für ein Medizinstudium. Diese Ausbildung konnte irgendwie nicht ihre ganze Liebe gewesen sein. Die junge Frau brauchte spürbar mehr, saß neben der zeitintensiven Arztausbildung noch in anderen Vorlesungen: Literaturwissenschaften und Chinesisch und träumte gleichzeitig davon, Kinderärztin in der Entwicklungshilfe zu werden. Der Traum war stark, die Realität stärker. Sie hieß Musik. Dabei ging es weniger um Fragen der Ästhetik, als vielmehr um die Sehnsucht, ganz und gar in der Musik anwesend zu sein. Die Medizinstudentin nahm Gesangsunterricht, sang in einem Madrigalchor mit und wechselte nicht zuletzt aus dieser Erfahrung heraus mitten im Medizinstudium zur Psychologie. In Sigmund Freud entdeckte sie »eine der intellektuell anspruchsvollsten Theorien über den Menschen«, vor allem aber einen »wunderbaren Poeten«. Waren es der Ton, sein Habitus, waren es die geistigen Netze, die er knüpfte? In jedem Fall blieb sie dabei. Zunächst durch eine einjährige Arbeit in der Kinderpsychiatrie Winterthur, seit 1981 durch ihre Tätigkeit als Analytikerin.

REALITÄTSSTRUDEL. Die überdimensionalen Elefantenrunzeln an der Bürowand: eine mäandernde Landschaft mit herben Fluchten, ein Faltennetz. Das Sehen, das Ausstreunen, das Unmittelbare, Essentielle, Vielstimmige verzahnten sich bei der mittlerweile promovierten Psychologin nach und nach zu einem Lebensgeflecht: 1980 zog sie nach Stuttgart, zu ihrem zweiten Mann Werner Bohleber. Nach der Geburt ihrer beiden Kinder hielt Marianne Leuzinger-Bohleber eine Arbeit an der Universität oder als Psychologin für eher unwahrscheinlich. Eine seriöse therapeutische Arbeit und der Wunsch, soviel Zeit wie möglich mit den Kindern zu verbringen, schienen ihr nicht vereinbar. Sie bewarb sich um ein Habilitationsstipendium an der Universität Ulm, bekam es und hatte damit das, was sie wollte: Zeit für die wissenschaftliche Arbeit, aber auch genügend Spielnachmittage mit Sohn und Tochter. »Diese Sinnlichkeit und Kreativität, die mich noch einmal Kind sein ließen«, sagt sie über diese Zeit.

1985 schrieb die Universität Kassel eine Professur für Psychoanalyse aus. Marianne Leuzinger-Bohleber zögerte. Die Entfernung von Kassel nach Stuttgart und die beiden kleinen Kinder sprachen nicht für die Arbeit. Zugleich war sie habilitiert, Analytikerin und eine ausgemachte Netstälerin, für die konzentrierte Ausschweifung ein erstes Prinzip bedeutete. Was würde die Oberhand gewinnen? Sie erhielt den Kasseler Lehrstuhl und begann noch im selben Augenblick mit ihrer umfassenden Forschungsarbeit, deren Ergebnisse sie 2002 auch für die Leitung des Sigmund-Freud-Institutes empfahlen. Zusammen mit der Erziehungswissenschaftlerin Ariane Garlichs waren es in erster Linie nervöse gesellschaftlichen Themen, die sie ausforschte. In diesen Studien ging es um psychische Folgen von Arbeitslosigkeit bei Lehrern oder um unterschiedliche Sozialisationsmuster von Jugendlichen in Ost und West.

»Was das neue Deutschland angeht«, sagt Marianne Leuzinger-Bohleber, »muss ich unbedingt Ulrich Bahrke dazuholen. Im November 2009 hat unser Institut eine interdisziplinäre Tagung veranstaltet und anlässlich von 60 Jahren Bundesrepublik und 20 Jahren Mauerfall ein Gespräch über deutsche Selbstverständnisse versucht. Welche innerseelischen Voraussetzungen braucht es, um die Demokratiefähigkeit zu fördern? Herr Bahrke ist bei diesem Thema unser Spezialist und hat das Forum organisiert.« Ulrich Bahrke forscht seit 2007 am Sigmund-Freud-Institut. Davor hat er 15 Jahre lang als Oberarzt an der Martin-Luther-Universität Halle-Wittenberg gearbeitet. Er ist Facharzt für psychosomatische Medizin, Psychoanalytiker und außerdem einer der Leiter der weltweit größten Langzeitstudie zur Depression, die – vom Sigmund-Freud-Institut initiiert – seit 2007 in Mainz, Hamburg, Berlin, Frankfurt/Main läuft und an der insgesamt 300 chronisch Depressive über drei Jahre hinweg teilnehmen.

»Im Moment liegen ja lediglich Zwischenbilanzen vor«, sagt Ulrich Bahrke, der aus dem Nebenraum ins Chefbüro gekommen ist. »Aber nach drei Jahren sind doch immerhin einige Pfade sichtbar, die in eine chronische Depression münden können.« – »Wer depressiv wird, reagiert vor allem sensibel auf moderne Entwurzelungsprozesse«, wirft Marianne Leuzinger-Bohleber ein. Mit dem Stichwort bestätigt sie, was anthropologisch-phänomenologisch orientierte Psychiater über das Zeiterleben von Depressiven berichten. Deren Ansicht nach beruht es auf einer ausdrücklichen Differenz zwischen »Ich-Zeit« und »Welt-Zeit« und damit einer inneren Zeit personalen Werdens und einer äußeren Zeit gesellschaftlicher Prozesse. Unter sogenannt ›normalen‹ Umständen gelingt es dem Selbst, subjektive und objektive Zeit zu synchronisieren. Bei einer Depression jedoch erstarrt die innere Zeit, und die Krankheit erfindet sich regelrecht ein neues Zeitsystem. Der Person droht die Desynchronisation von Innen und Außen. Das Ich verlangsamt sich derart, dass es gleichsam aus der Welt fällt. Die Seele reißt.

Tatsächlich dringt die Zeitstruktur des »flexiblen Regimes« der Wirtschaft immer tiefer in die intimen Binnenwelten von Beziehungen und Familie ein und zehrt auf invasive Weise Psyche und Identität auf. »Die Bedingungen der Zeit im neuen Kapitalismus«, schreibt der amerikanische Soziologe Richard Sennett, »haben einen Konflikt zwischen Charakter und Erfahrung geschaffen. Die Erfahrung einer zusammenhanglosen Zeit bedroht die Fähigkeit der Menschen, ihre Charaktere zu durchhaltbaren Erzählungen zu formen.« Doch sprachliche Indolenz macht hochgradig anfällig. Um diese offene Flanke abzuwehren, hat sich die moderne Seele höchst kreativ eine facettenreiche Reaktionspalette zurechtgelegt. Ein Haupttrend ist sicherlich, sich mit der Atemlosigkeit des wilden Konsums, vor allem auch des medialen, zu affizieren. Kurz gesagt: Ist der Begriff Burnout etwa erst einmal gesellschaftlich etabliert, führt er zu neuen Formen von Gemeinschaftlichkeit, verändert die Politik des Selbstschutzes und damit auch die eigene individualisierte Pathologie. Dann darf gesagt werden, was vorher streng tabuisiert war. Doch hat Depression mit diesen Formen medial akzeptierten Leidens nur in einem Aspekt zu tun. Dafür ist die Krankheit zu ernst. Der Depressive will nicht sterben, kann aber den Zustand, in dem er eingefroren lebt, keine Sekunde länger aushalten. Es geht ihm unerträglich schlecht. Da er aber in einer in jede Richtung hin affizierbaren Welt lebt, hat er auch unendliche Möglichkeiten, dass es ihm noch viel schlechter geht. Der Depressive lebt ein intimes Leid, das sich mühelos und medial angebunden ins Globale zu dehnen vermag. Verzerrte Lebensillusionen verzahnen sich mit den Entgrenzungsstrudeln der Welt.

Da moderne Leidensdiskurse noch immer deutlich langsamer in Kommunikation treten, als gesellschaftliche Konflikte aufkommen, äußern diese sich vielfach in einem stummen Nein von Körper und Seele. Zum Gegenausschlag stummer Leidens-Blockaden gehören unzweifelhaft auch zeitlich begrenzte averbale Genuss-Fluchten. Warum strampeln, wenn man seinen Narzissmus aufs Schönste pampern kann? Wellness-Techniken, Selbsterfahrung light, Sinnsuche im Privaten sind letzten Endes nichts anderes als Reaktionen auf eine verbaute Öffentlichkeit ganz nach dem Motto: Die Welt ist in der Krise und leider völlig unerklärbar, doch was soll's: Immerhin ist mein Leben ganz schön. Etwas am Körper, an den eigenen Sinnen tun, mit jenen zahllosen Techniken, sich selbst zu verbessern, zu putzen, zu nuckeln und in Watte zu packen, – durch Woyo, Erdäpfeldiät, Gartenreisen bis zur Diamand tantra lounge – enthemmen das Selbst zwar, erlauben es ihm aber nicht, sich selbst zu strukturieren. Auf die unstillbare Lust an der Regression folgt voraussehbar die Depression. In dem Sinne erzählt sich die enervierende Arbeit am Körper auch als eine Geschichte der Erschöpfung des Zeit- aber auch Geistbudgets. Rund vier Fünftel der Deutschen leben gegenwärtig mit dem Gefühl, dass sich die Dinge in ihrer Umgebung zu schnell ändern. Sie kommen nicht mehr hinterher, sind nicht auf der Höhe der Zeit, was zum Gefühl kultureller Verlorenheit führt. »Coca-Cola-light mag gut für das Gewicht sein, aber ›Zeit-light‹ ist nicht gut für das Herz«, schreibt Richard Sennett.

Die gegenwärtig ungehemmten Flexibilisierungslogiken stehen gleich kommunizierenden Röhren in direkter Korrespondenz mit der Durchsetzung eines neuen Sozialcharakters – des für alle Einflüsse offenen, fluiden, außengeleiteten Menschen. Was aber könnte den harschen Abstraktionsund Funktionalisierungsprozessen von Körper, Sinnlichkeit und Seele und den damit verbundenen Destruktionen emanzipatorisch noch Paroli bieten? Das Selbst braucht Markierungen in Raum und Zeit, die eine ansonsten unerträgliche Offenheit in Zaum halten. Wenn die Gesellschaft in all ihrer Dynamik aufhört, sie hervorzubringen, werden sie in Eigenregie nachproduziert, um sich in den unstrukturierten Weiten postmoderner Beliebigkeit zu halten und nicht in den Sog psychotischer Entgrenzungen zu geraten. Diese Nachproduktion geschieht durch Körperbasteleien genauso wie mit jedem anderen Versuch seelischer Tortur, der auf die Belebung der inneren Gletscher aus ist.

Nach Ansicht von Marianne Leuzinger-Bohleber ist Depression in erster Linie eine Krankheit der Ideale. Sinn und Lebensfreude sind heute schwerer denn je zu finden. »Sicherlich kann man bei der Depression immer auch eine genetische Komponente stark machen. Aber die Frage ist doch: Ab wann kommen diese Gene zur Wirkung?« – »Vielleicht ist das so eine Huhn-oder-Ei-Geschichte«, ergänzt Ulrich Bahrke. »Denn noch immer ist man sich nicht im Klaren darüber, ob biologische Prozesse die Depression verursachen oder ob es nicht umgekehrt ist, nämlich, dass chronische Depressionen neurobiologische Prozesse verändern. Da wir es nicht wissen, müssen wir forschen.«

Dabei könne auch im Bereich der Medizin und der seelischen Krankheiten nicht außer acht bleiben, sagt die Instituts-Chefin, dass starke Interessensgruppen bestehen. Die Forschung in Sachen Psychopharmaka sei enorm. »Da fließt viel Geld«, meint sie. Insofern passe es den Lobbygruppen natürlich ins Konzept, wenn man von einer neurobiologischen Ursache ausgehen könne. »Ist dieser oder jener Neurotransmitter gestört, lässt sich das problemlos durch Medikamente ausgleichen«, sagt sie. »Dabei will ich nicht missverstanden werden. Die Wirkung von Psychopharmaka steht außer Frage. In Akutphasen sind sie oft ein Segen. Ich bin auch sehr dafür, die aktuelle Forschung zu integrieren.« Diese ist durch die rasant steigenden Depressions-Zahlen notwendig und entsprechend intensiv. Wenn beispielsweise, wie erst kürzlich im »New England Journal of Medicine«, eine Studie veröffentlicht wird, aus der hervorgeht, dass bei einer posttraumatischen Belastungsstörung eine sofortige Vergabe von Morphin die Symptome deutlich reduziert, macht es Sinn, dieses neue Wissen ernst zu nehmen.

Auch die Forschung am Bonner Universitätsklinikum zu Hirn-Schrittmachern für schwerstdepressive Patienten gehört in diesen Bereich. Unter Leitung des Schweizer Psychiaters Thomas Schläpfer wurden vier Frauen und sechs Männern, die seit zehn Jahren an Depressionen litten, Elektroden in den Nucleus accumbens implantiert, die mit einem Schrittmacher am Schlüsselbein unter der Haut verbunden wurden. Nach 12 Monaten, hieß es, hätten sich die Symptome signifikant verbessert. »Früher stellte man sich die biologische Grundlage von Depression als Folge eines chemischen Ungleichgewichts von Überträgersubstanzen vor«, sagt Thomas Schläpfer. »Heute spricht man von einer Netzwerk-Erkrankung, bei der verschiedene Regionen im Gehirn betroffen sind.« Trotz der vielversprechenden Forschung warnt der Schweizer Psychiater vor übertriebenen Hoffnungen. Bislang sei die Methode erst an etwa 50 Patienten erprobt worden, und »sie ist ethisch und technisch äußerst heikel und sollte nur in Zentren durchgeführt werden, die über die nötige Expertise verfügen.«

Am Universitätsklinikum Aachen wird intensiv in Sachen Depressionserkrankungen geforscht. Der Direktor der Klinik für Psychiatrie und Psychotherapie Frank Schneider betont, dass die Behandlungen zunehmend individueller werden. »Dazu tragen auch die Erkenntnisse der Molekulargenetik bei«, sagt er. »In einigen Jahren lässt sich wahrscheinlich mit Hilfe von Gentests ermitteln, welches Antidepressivum für welchen Patienten am besten geeignet ist. Aber auch bildgebende Verfahren wie die Kernspintomografie werden die Therapie verbessern. Dank dieser Apparate kennen wir uns inzwischen gut im Gehirn aus und können zum Beispiel sagen, welche Areale für Gefühle oder Aufmerksamkeit wichtig sind. Nun beginnen wir, dieses Wissen auch therapeutisch zu nutzen, zum Beispiel durch Neurofeedback-Training. Dabei geht es darum, mit einfachen Übungen die Durchblutung bestimmter Gehirnbereiche anzuregen. Um den Effekt zu kontrollieren, befinden sich die Patienten im Kernspintomografen.«

Bei allem Hirnwahn sind es denn immer wieder die Forscher und Analytiker des Frankfurter Sigmund-Freud-Instituts, die sich trotz der dramatischen Zunahme von Depressionen für eine sorgsame Betrachtung des Einzelfalls stark machen. »Wir wissen«, betont Marianne Leuzinger-Bohleber, »dass Chemie und Technik allein für einen seelischen Gesundungsprozess nicht ausreichen. Zuallererst geht es uns darum, den Erkrankten in seinem Leid anzuerkennen und für ihn die richtige Therapie zu finden. Meist haben die Patienten ein« gutes Gespür, was ihnen helfen kann.« In der Psychoanalyse gehe es vornehmlich darum, dass der Therapeut bereit sein muss, das Unbewusste des Patienten mit ihm gemeinsam neu zu entdecken. »Man weiß am Anfang wirklich nicht, woher eine Depression kommt«, betont sie. Die Psychoanalyse als Abtastsystem, als Suche nach dem Kernselbst, als Schleife des gemeinsamen Verstehens? Dabei ist die Depression keine Störung, die beseitigt werden muss. Sie ist eine ganz eigene Erzählung. Ihre Symptome bedeuten etwas. Das gilt es zu entschlüsseln. Für Psychoanalytiker ist die Depression eine Fehlanpassung, mit der der kranke Mensch versucht, seine Probleme zu bewältigen.

RÜCKFALLQUOTEN. Ulrich Bahrke kommt noch einmal auf die Depressions-Studie zu sprechen, da es mit ihr um eine Forschung geht, bei der erstmals auch die Wirksamkeit verschiedener Therapieansätze – von Verhaltenstherapien und Psychoanalyse – zur Disposition stünde. Es beeindrucke ihn, sagt er, dass es schwer kranke Patienten wie chronisch Depressive seien, die in Zeiten totaler Effizienz Langzeitstudien wie diese erzwingen würden. Allein die Mittel für eine solche Studie aufzutun, sei schon eine Herkulesarbeit. Da ist noch nichts über die Schwierigkeit vieler Patienten gesagt, in Notsituationen wirksame Therapien zu finden, geschweige denn bei der jeweiligen Krankenkasse eine Langzeittherapie zu ermöglichen. »Letzten Endes aber«, sagt Ulrich Bahrke, »geht es darum, die Therapie zu finden, die dem Patienten eine wirklich nachhaltige Lebensverbesserung ermöglicht. Wir halten natürlich viel von einer psychoanalytischen Langzeittherapie, aber wenn der Patient gut auf eine Verhaltenstherapie reagiert, ist uns das wichtiger, als unsere persönliche therapeutische Grundüberzeugung. Hier erhoffen wir uns auch weitere Aufschlüsse durch die Studie: Welche Gruppe von Patienten von welcher der anerkannten ambulanten Therapieformen am besten profitiert.«

Marianne Leuzinger Bohleber verweist noch auf ein anderes Problem in der Depressionsbehandlung: So hatte das US-amerikanische National Institute of Mental Health in einer Studie festgestellt, dass 20 bis 30 Prozent der depressiv Kranken nicht auf eine Medikation reagieren. Obendrein ist die Rückfallquote nach einer medikamentösen Therapie enorm hoch, denn Depressionen haben die starke Tendenz zur Wiedererkrankung. Ein Drittel der Patienten, die eine Behandlung mit Medikamenten bekommen, erleiden innerhalb eines Jahres einen Rückfall, 75 Prozent innerhalb von fünf Jahren, 20 Prozent der Depressiven sind therapieresistent. Generell muss von einer hohen Rückfallquote chronisch depressiver Patienten bei jeder Form von Kurzzeittherapie ausgegangen werden, da nach diesen Therapien zumeist eine Wiederanpassung an die ursprüngliche Symptomatik erfolge, beziehungsweise das Selbst Fehlanpassungen in Eigenregie transformiere. Zwar könne vielen ersterkrankten Depressiven durch eine Kurzzeittherapie tatsächlich geholfen werden, doch die spezifische Psychodynamik chronisch Depressiver, die eine tatsächliche Veränderung innerer Muster oder auch »unbewusster Objektwelten« bräuchten, bliebe auffällig außen vor.

»Es geht nicht darum, bei dieser Studie Ostereier zu verstecken und nur das herauszufinden, was ohnehin schon bekannt ist oder uns in den Kragen passt«, sagt Marianne Leuzinger-Bohleber. »Aber die Zwischenbilanzen der Studie sind doch eindrücklich. Auch die Verhaltenstherapeuten, mit denen wir in diesem Forschungsvorhaben eng zusammenarbeiten, haben die hohen Rückfallquoten bei chronisch Depressiven mittlerweile realisiert. Bei ihnen wächst die Einsicht, dass diese Patientengruppe längere Therapien oder Kombinationstherapien brauchen. Fazit ist: Hochfrequente längerfristige Behandlungen führen zu stabileren Therapieerfolgen und sind letzten Endes auch für die Krankenkassen billiger.«

»Es gibt noch einen zweiten Pfad, der uns im Verlauf der Studie aufgefallen ist«, sagt Ulrich Bahrke. »In einer ersten Umfrage der Psychoanalytiker, die sich in Frankfurt an der Depressions-Studie beteiligen, ergab sich, dass von den 33 der darin erfassten Patienten 27 unter kumulativen Traumatisierungen leiden. Das sind immerhin 84 Prozent. Für uns ein unerwarteter Befund.« – »Deutschland und seine Geschichte«, reagiert Marianne Leuzinger-Bohleber. »Wir müssen die historischen Realitäten und dicken Verwicklungen schon ernst nehmen. Noch immer sind die kollektiven Schuldgefühle wenig aufgearbeitet. Die Verknüpfung von Depression und Trauma wird in dieser Studie sehr auffällig.«

Im Tagungsband des Freud-Instituts vom November 2009 über die deutschen Selbstverständnisse schreibt Ulrich Bahrke im Hinblick auf die nähere Zeitgeschichte: »Der Spaltung des Landes 1949 folgten unterschiedliche Entwicklungen und Identifizierungen: Während sie in der Bundesrepublik durch Demokratie, Wirtschaftswunder, Schuldverdrängung und -aufarbeitung, agierte Generationskonflikte, Terrorismus und die Bonner Republik charakterisiert waren, bildeten in der DDR die sozialistische Utopie als Alibi für die Diktatur, Kollaboration mit der Fremdherrschaft, Unterdrückung individueller Lebensentfaltung und ein großräumiges Gefangensein den Rahmen der Lebensrealität.« Der Mann aus Halle betont, dass den Ostdeutschen die groben und subtilen Verletzungen ihrer Würde in der Zeit der Diktatur bislang nur teilweise bewusst geworden seien. Weder habe es bisher ausreichend Raum für die mit den Diktaturfolgen verbundene Selbstauseinandersetzung gegeben, noch seien die Konflikte zwischen den Ostdeutschen aus den Zeiten ihrer Diktatur ausreichend ausgetragen worden. Die heutige Verharmlosung des DDR-Systems in Ost- und Westdeutschland könne als unbewusste kollusive Abwehr gedeutet werden, »die schützen soll vor der Besinnung auf unser aller Arrangement zur Zeit der deutschen Teilung, vor Schuld und Scham für Verstrickungen im Osten und Ausblendungen im Westen«, heißt es in dem Tagungsband. Aber treffen die hohen Trauma-Marker im Zusammenhang mit Depressionen auch für die jetzt Heranwachsenden noch zu?

»Ich mag keine Apokalypsen«, sagt Marianne Leuzinger-Bohleber, »aber vielleicht bekommen wir ja mit der Depression eine besondere Melancholie des westlichen Niedergangs zu Gesicht. Es wäre ja eigenartig, wenn Jugendliche nicht davon betroffen wären. Die Verbindung zwischen unerlöster, traumatischer Familiengenese und Depression liegt in der Studie zumindest auf der Hand. Einerseits wächst heute eine hochkreative, unternehmerische Generation heran, die mit einer anderen inneren Freiheit als die Generationen vor ihr starten kann. Was mich aber andererseits beschäftigt ist die Schere zwischen jungen Menschen, denen es an empathischer Frühbeziehung – historisch gesehen – wahrscheinlich nie so gut geht wie bisher und solchen, die »immer schon Pech gehabt haben« und demzufolge unter emotionaler Frühverwahrlosung, neuer Armut und Beziehungskatastrophen leiden. Über die Ursachen dafür wissen wir noch zu wenig, aber es dürften unmittelbare Reaktionen auf die veränderte Welt sein, in der sie groß werden.«

Im Jahr 1990«, führt Marianne Leuzinger-Bohleber aus, »haben wir noch während der turbulenten Wochen der Wiedervereinigung eine Untersuchung mit fast 200 Kindern und Jugendlichen der 2., 4. und 8. Klassen in Jena und Kassel durchgeführt und sie nach Zukunftshoffnungen und Ängsten befragt. Das eindrücklichste Ergebnis war, dass sie oft sensibler gesellschaftliche Prozesse wahrnehmen und zukünftige Gefahren erahnen als Erwachsene. In der Einheits-Euphorie im Herbst 1990 litten die Kinder in Jena bereits unter Verunsicherung, einer nicht fassbaren Zukunft, mit der sie schon in dem Moment drohende Arbeitslosigkeit, Gewalttätigkeiten, Depressionen, Verlust an sozialer Sicherheit und geregelter Ausbildungsperspektiven, eine Invasion westlicher Werte, die den eigenen übergestülpt würden, sowie einen harten Verteilungskampf zwischen West und Ost, aber auch zwischen den Jenaern selbst, assoziierten. Doch die Kasseler Kinder hatten auch Ängste.

Sie handelten vor allem von einer drohenden ökologischen Katastrophe, sozialen Konflikten und den Kehrseiten einer hoch technologisierten Gesellschaft, in der der sinnliche Lebensraum für den Einzelnen, seine Beziehungswünsche und Sehnsucht nach persönlicher Entfaltung wenig Platz erhalten.«

Und was berichten diese Kinder zwanzig Jahre später? »Wir mussten bei diesen Studien oft an die klassischen ethnopsychoanalytischen Untersuchungen von Paul Parin und anderen in den sechziger Jahren denken, in denen sie herausfanden, dass sich jede Gesellschaft intuitiv jene Frühsozialisation schafft, die sich als funktional für sie erweist. In Ostdeutschland sind noch immer Strukturen relevant, die eine frühe Eingliederung in Gruppen und Unterordnungen unter Autoritäten befördern, in Westdeutschland Strukturen, die den Sozialdarwinismus einer beschleunigten Wettbewerbsgesellschaft unterstützen«, resümiert Marianne Leuzinger-Bohleber. Die Zahlen depressiv erkrankter Jugendlicher sind akut hoch und steigen. Ist diese Progression bei Lichte besehen nicht auch ein Hinweis darauf, dass die Antwort auf die ruppigen Flexibilisierungsprozesse nicht Leistung, Effizienz, Perfektion lauten kann?

TAU UND GALOPP. »Was mich immer interessiert hat, ist die Verbindung von Kreativität und Depression«, unterbricht Marianne Leuzinger-Bohleber den Deutschland-Diskurs. Sie sagt es nicht, aber sofort fallen einem Sylvia Plaths »Ariel-Gedichte« ein, die die letzten Texte der amerikanischen Dichterin waren. Eine Poesie in Trance. Das Austoben in den Wörtern durch eine atemlose Reiterin auf dem Pferd, das rhythmische Fliehen durch marmorne Echoräume, das Trappeln der Hufe, der Galopp, das Wiehern des Tieres als Motive des Durchbruchs. »Und ich / Bin der Pfeil, / Der Tau, der verfliegt.« Die Verwandlung einer schweren Depression in reine Energie, in einen flirrenden oder eher glühenden Zustand. Die Schrift nach dem Zusammenbruch, wenn sich Plaths's alles überrennendes Pferd »ins rote Auge der Sonne schleudert«. Nur Tage nach Beendigung des Poems tötete sich die 30-jährige Dichterin durch Gas.

Oder die letzten Bilder Vincent van Goghs, bevor er sich nach schlimmen Depressionen das Ohr abschnitt und durch einen Schuss so schwer verletzte, dass er daran starb: »Kornfeld mit Raben«, »Die Ebene von Auvers«, »Die strohgedeckten Häuser«, »Die Sonnenblumen«, »Das Weiße Haus in der Nacht«. Diese Bilder sind mehr als eine Summe von Farben. In den späten Arbeiten lodert eine sich versengende Welt. Innerhalb von vier Jahren hatte van Gogh holländische Genremalerei und französischen Impressionismus so in sich vereinen können, dass er mit dieser Konklusion das von ihm gesuchte »andere Licht« schuf. Es ist ein Licht, das flutet, funkelt, brennt und dabei immer heller wird. Es sind Bilder nach einem Durchbruch, mit Farben, die sich von innen beleuchten, als gäbe es einen unnennbaren Akteur.

Die Vorstellung, dass hochkreative Menschen eine besondere Beziehung zur eigenen inneren Schattenwelt besäßen, stammt aus der Antike. Aristoteles ging davon aus, dass die Musengeküssten einen speziellen Schmerzhabitus hätten, damit der sich in den Artefakten wiederfände. Dabei ging es nicht um eine Art dunklen Selbstzweck, sondern um das Essentielle der Melancholie, das in der Lage sei, die Intelligenz zu schulen und die Seele überhaupt erst hervorzubringen. Über diesen Gedanken wurde die Kunst als Leidenskondensat zu einer Konstante der abendländischen Kulturgeschichte. Michelangelo hämmerte den Schmerz in seinen weißen Carrara-Marmor hinein, bis er derart transponiert beseelt durch die Jahrhunderte schimmert.

Auch Shakespeare stellte sich ihm. Bekanntermaßen widmeten sich die Jenaer Frühromantiker ihm ebenso mit aller Emphase.

Doch ist die Theorie vom Nutzen der Schwermut nur eine famose Hilfskonstruktion, um all die Schrecknisse in der Kunst zu rehabilitieren oder steckt mehr dahinter? Joe Forgas, Sozialpsychologe der University of New South Wales in Australien, konnte jedenfalls mit seiner Forschung belegen, dass Menschen, die traurig sind, akkuratere Urteile fällen als ihre heiteren Zeitgenossen. Wie der Wissenschaftsjournalist Jonah Lehrer in der FAZ vom 7. März 2010 schrieb, spielte Forgas »seinen Versuchsteilnehmern Filme vor, die von Krebskrankheit oder Tod handelten, und bat sie anschließend, Gerüchte oder stereotype Vorurteile gegenüber Fremden zu bewerten. Sie schnitten dabei besser ab als Menschen, die gerade in fröhlicher Stimmung waren. »Trauer«, sagt Forgas, »fördert informationsverarbeitende Prozesse, die besser geeignet sind, komplexe Sachverhalte zu analysieren.«

Der australische Sozialpsychologe habe daraufhin seine Ergebnisse in einem Feldversuch überprüft. In einem Supermarkt habe er neben der Kasse Spielzeugsoldaten, Plastiktiere, Modellautos und anderen Krimskrams plaziert. War das Wetter grau und regnerisch, spielte er über Lautsprecher Verdis »Requiem«, um das Trübe noch zu verstärken. Schien draußen die Sonne, gab es dagegen Musik von Gilbert und Sullivan. Nach den Einspielungen fragte Forgas die Kunden, wie viele Gegenstände sie wahrgenommen hätten. Das Resultat: Depressive Kunden hatten viermal mehr Gegenstände registriert als die fröhlich Pfeifenden. »Je bitterer das Leben empfunden wird«, schrieb Jonah Lehrer, »desto realistischer scheinen wir die Welt zu sehen und bemühen uns, das besonders exakt zu erfassen.« Die amerikanische Neurowissenschaftlerin Nancy Andreasen hat aus ihrer Forschung die Schlussfolgerung gezogen, dass die Depression an einen »kognitiven Stil« gekoppelt sei und ein erfolgreiches künstlerisches Schaffen mitunter erst ermögliche.

»Bei Depression und Kunst«, sagt Marianne Leuzinger-Bohleber, »habe ich immer Adolf Wölfli vor Augen«. So wie Zeppelin zur Sturzbilanz radikaler Technisierung gehört, ist Wölfli zum Pseudonym für die verborgene Kehrseite rationalisierter Sinne geworden und damit die seelische Falllinie der Moderne. Er wurde 1864 als jüngstes von sieben Kindern im Kanton Bern geboren. Sein Vater Jakob Wölfli war Steinhauer, Trinker und vielfach inhaftiert. Per Armentransport kam die Mutter Anna Wölfli 1872 mit ihrem Jüngsten nach Schangnau. Dort wurden sie getrennt und auf unterschiedliche Bauernhöfe verlost. Als die Mutter im November 1873 starb, erfuhr der Neunjährige erst Monate später davon. Ab dem Moment lebte Adolf Wölfli als Verdingbub auf Bauernhöfen, als Handlanger, Welschheuer, Totengräber. Eine erste Liebesbeziehung scheiterte an seiner Armut. Wölflis »grässlich wohlgereimter Fluch« war wohl das, was Franz Kafka unter dem »Gesetz« verstand.

1895 wurde er wegen wiederholter Missbrauchsdelikte an Minderjährigen verhaftet, für geisteskrank erklärt und in die Psychiatrische Klinik Waldau bei Bern eingewiesen, wo er einigen Mithäftlingen derart die Knochen zerschlug, dass man ihn in einer Einzelzelle isolierte. Nach seinem ersten marodierenden Leben blieben Wölflis Kontakte nun auf Wärter und Ärzte beschränkt. Das »traumatophile Kind«, aufgewachsen in einem völlig entgrenzenden Beziehungssystem, nahm – zur Gänze weggesperrt – endlich Kontakt zu sich selber auf und übersetzte seine Depression nach und nach in die Kunst. Vier Jahre nach seiner Internierung begann Wölfli damit, auf Papierbögen zu malen, zu dichten und zu komponieren. Bis zu Wölflis Tod 1930 entstanden fulminante 25 025 Handschriften, die sich unermüdlich an der selbst gestellten Frage entlang hangelten: »Wie bringe ich Ordnung ins Chaos?«

SCHULEN-DIALOGE. Im Chefbüro gibt es noch eine kurze Verständigung über die aufgenommenen Gespräche zwischen Verhaltenstherapeuten und Psychoanalytikern innerhalb der Langzeit-Depressionsstudie, da nur Stunden später der zweite Klinische Abend auf dem Forschungsprogramm stehen wird. Dabei werden zwei Fälle aus dem laufenden Projekt vorgestellt und gemeinsam diskutiert. »Wir erhoffen uns eine gegenseitige Befruchtung der beiden therapeutischen Ansätze, aber auch eine fruchtbare Abgrenzung«, heißt es von Seiten der Instituts-Chefin zu diesem Novum. In der Tat ist die große Studie ein Experiment. Man kennt sich und damit natürlich auch die gegenseitigen Vorbehalte. Immerhin aber will man sich bei diesem Forschungsaustausch explizit in die Karten schauen lassen. Schulen-Dialog als Methoden-Streit?

»Für uns ist klar«, sagt Marianne Leuzinger-Bohleber, »dass wir als Psychoanalytiker bei jedem Patienten neu herausfinden müssen, welcher der Pfade, die in die Depression führen, auf ihn zutrifft. Das Unbewusste ist nicht beobachtbar. Insofern braucht es eine völlig freie Haltung in der Fallkultur. Das heißt, wir gehen zusammen mit dem Patienten auf Entdeckungsreise. Vielleicht kennen Sie die Schweizerischen Bundesbahnen. In den Zügen, die durch die Alpen fahren, sagt kurz vor Einfahrt in die nächste Station eine Stimme: »Halt auf Verlangen!« So ähnlich kann man sich die Arbeit zwischen Patient und Analytiker vorstellen. Der Patient signalisiert, und der Analytiker fährt daraufhin sein Mikroskop aus. Wenn ich es richtig sehe«, sagt sie, »beschreibt die Verhaltenstherapie Ursachen und Mechanismen, die für alle Menschen gelten. Es gibt Therapien, nach denen alle Klienten gleich behandelt werden. Das ist für eine Akutsituation in einer Klinik oft sehr richtig. Da kann eine Verhaltenstherapie mit ihren klaren Strukturen sehr konstruktiv sein.«

Marianne Leuzinger-Bohleber hält einen Moment inne. Dann führt sie aus: »In der Psychoanalyse ist das Erinnern immer noch sehr wichtig. Doch das Erinnern allein reicht nicht aus. Wichtig ist deshalb die zweite Quelle unserer Arbeit: Psychoanalytiker beobachten die therapeutische Beziehung oder auch das Übertragungs- und Gegenübertragungsgeschehen. Das ist die Basis, um das Beobachtete in Beziehung zu den realen Beziehungen der Patienten zu setzen, in ihren Ehen, am Arbeitsplatz, zu ihren Kindern. Chronisch Depressive brauchen vor allem das Gehaltenwerden in der Therapie, die Erfahrung, dass man sie aushält, obwohl sie depressiv und eben keine Stehaufmännchen sind. Es ist wichtig, dass da jemand ist, der ihnen Zeit lässt und bereit ist, zusammen mit ihnen ihren Weg zu gehen. In den Verhaltenstherapien ist das positive Denken etwas sehr zentrales. Doch wir sind der Ansicht, dass das allein nichts nützt, wenn es nicht mit einer positiven Beziehungserfahrung verbunden wird.«

Die Instituts-Chefin erörtert im Folgenden den generellen Therapie-Turnus für die Depressions-Langzeitstudie: »Die Psychoanalytiker, die an der Studie teilnehmen wollen«, sagt sie, »werden im Sinne einer Fortbildung mit der Behandlungstechnik vertraut gemacht. Um die Dosis von Psychoanalysen und Verhaltenstherapien vergleichbar zu machen, sind den Therapeuten in diesem Zeitraum bis zu 80 Einzelsitzungen erlaubt. Je nach individueller Indikation kann die Therapie phasenweise auf bis zu vier Sitzungen pro Woche erhöht werden. Die Minimaldauer liegt bei einem Jahr.« Ulrich Bahrke nimmt den Faden auf: »Wichtig ist auch das Manual und damit Schlüsselkriterien für die Therapie. Für die Studie ist der tragende emotionale Kontakt maßgebend, die Identifikation von Angst und Angstsituationen, die spezifische Berücksichtigung von Patientenäußerungen und vor allem eine therapeutische Haltung im ›Hier und Jetzt‹ der Übertragung. Außerdem gibt es Themen, die in unseren Augen in einer Therapie bearbeitet werden sollten: Objektverlust, Trauer, Ambivalenz und Depression, mentaler Schmerz und Selbstdestruktion, die subjektive Erfahrung der Depression und die Reaktivierung eines guten inneren Objekts.« Das Manual würde außerdem acht Komponenten chronifizierter Depression beschreiben, meint Ulrich Bahrke. Darunter wären die narzisstisch-grandiose Komponente, masochistische Befriedigungsmodalitäten, die manische, triumphale Abwehr oder ein ich-destruktives Über-Ich.

Marianne Leuzinger-Bohleber scheint diese Art Vokabular verlassen zu wollen. Sie mag das Konkrete. »Soweit wir wissen, ist eine narrative Gegenüberstellung einer psychoanalytischen und verhaltenstherapeutischen Falldarstellung relativ neu. Aber genau das wollen ja wir bei unserem Klinischen Abend versuchen«, sagt sie. Die Instituts-Chefin wird im anstehenden Schulen-Dialog den Fall einer 24-jährigen Frau vorstellen: »Seit einem völligen psychischen Zusammenbruch vor drei Jahren litt Frau B. unter schweren Depressionen. Sie hatte ihr Studium abgebrochen und verbrachte die Tage meist zurückgezogen, allein, war häufig krank, hatte Magen-Darm-Probleme und Rückenschmerzen. Vermutlich hatte sie in den letzten Jahren stark zugenommen. Sie war übergewichtig, litt unter starken Schlafstörungen, Versagensängsten, Suizidgedanken und dem Gefühl, dass sie den Grund in sich verloren hatte. Zur Zeit der Abklärung nahm sie Schlafmittel und Antidepressiva.«

Nach und nach konnte in den gemeinsamen Sitzungen die Kindheit von Frau B herausgearbeitet werden: Als die Patientin sieben Jahre alt war, fanden sie und ihre Schwester den Vater tot im Keller auf. Seitdem lebte sie mit der Mutter, die »an einer Form der Schizophrenie, ausgelöst durch die Menopause« litt, so die Patientin, und den Tod ihres Mannes strikt leugnete. »Wir Kinder wurden quasi an dem Abend, an dem wir unseren Vater im Keller tot auffanden, erwachsen und lernten, wie Erwachsene zu funktionieren« erklärte Frau B., und Marianne Leuzinger-Bohleber schildert: »Die Kinder übernahmen die häuslichen Aufgaben, wie Einkaufen, Essenkochen, aber auch die Verwaltung der Mietwohnungen, die offenbar eine der Lebensgrundlagen der Familie bildeten. Beide Kinder hatten einen auffallenden Wachstumsschub. Sie war immer die Längste in ihrer Klasse, zeigte gute schulische Leistungen und kam auf ein renommiertes Gymnasium. Die Schwester zog nach dem Abitur aus und überließ der Patientin sowie einem Notar die Betreuung der Mutter.«

Und sie fährt fort: »Die enorme psychische Leistung der Patientin, unter diesen Umständen ihre Schulzeit erfolgreich zu bewältigen, war sicherlich vor dem Hintergrund ihrer guten frühen Objektbeziehungen zu verstehen. Diese gute frühe Vater- und vermutlich auch Mutter-Beziehung konnte in der Anfangsphase der Psychoanalyse in der Übertragung reaktiviert werden, sodass sich eine Art »rasche Übertragungsheilung« vollzog.« Schon nach zwei Monaten verließ Frau B. wieder ihre Wohnung und konnte einen stundenweisen Job aufnehmen. Mit dieser gewonnenen Konsolidierung rückte die reale Lebenssituation der Patientin immer mehr ins Zentrum. Dabei wurde deutlich, dass sie ihr Studium eher zufällig gewählt hatte. Neben den scheinbar unüberwindlichen Unsicherheiten gegenüber dem Studium stellte sich klar heraus, dass Frau B. jahrelang in einem dissoziativen Zustand gelebt hatte und »nie so richtig in der Wirklichkeit anwesend war.« Nach sechs Monaten Behandlung konnte sie in einer Sitzung zum ersten Mal über den traumatischen Verlust des Vaters weinen. »Danach«, sagt Marianne Leuzinger-Bohleber, »war es eher möglich, ihre aktuellen Gefühle in der analytischen Situation zu spüren, anzusprechen, zu verstehen und als innere Orientierungsmatrix zu nutzen. Immer wieder schilderte Frau B., wie verunsichernd diese Prozesse für sie sind und wie verletzlich sie sich fühlt, wie »ein Einsiedlerkrebs, wenn er sich aus seinem Gehäuse hinauswagt.«

Der Einsiedlerkrebs wurde während der Behandlung zur zentralen, kanonisierten Metapher. Die Instituts-Chefin berichtet über einen sich gemeinsam entwickelnden Denk- und Phantasieraum, der das destruktive unterbewusste Selbstbild der Patientin nach und nach aufzulösen vermochte. Nach einem Jahr Therapie konnte Frau B. ihr Studium wieder aufnehmen. Die Behandlung halte noch an, schließt die Analytikerin. Sie schaut auf die Uhr: »Oje, mein 14 Uhr-Termin!« Noch schnell zwei, drei Sätze in Richtung Ulrich Bahrke, eine knappe Abstimmung mit der Sekretärin, ein eiliges Klackern über dem Flur, eine knarrende Tür. Am Ende Stille.

6. WOYZECK & CO
GÖTZ EISENBERG

Maschinen erzählen die Geschichten.
Autohaus-Werbung in Berlin

STUPOR DER DESERTEURE. Personalausweis und Handy müssen an der Pforte in den Schiebetresen. Der Mann hinter der Glasfront drückt einen Knopf. Beides verschwindet. »Wen soll ich denn anrufen?«, fragt er durchs Mikrofon. »Dauert aber bisschen.« Kurz darauf ein metallisches Sauggeräusch. Die Gefängnistür öffnet sich. Zwei junge Frauen in Kopftüchern verlassen verhuscht den Eingangstrakt. »Sie können!«, meint die Mikrofonstimme. Die Schleuse. Noch einmal warten, ein zweites Sauggeräusch. Durch die Innentür kommt ein Bediensteter mit Funkgerät, durchsucht die Tasche, tastet einen umständlich ab. »Wir haben hier schon alles gehabt«, nuschelt er in seine Geschäftigkeit hinein. Was denn? Er blickt kurz auf und wehrt erheitert ab: »Ich will doch nur Ihre Drogen und Waffen.« Die Hessische Justizvollzugsanstalt Butzbach unweit von Frankfurt hat Sicherheitsstufe 1. In ihr sitzen ausschließlich Männer mit Haftstrafen über 30 Monate bis lebenslänglich. Mörder, Gangster, Drogendealer, Räuber, Erpresser, Körperverletzer, Vergewaltiger.

Nach der Schleuse ein schmaler Gang. Im Anschluss daran der erste Innenhof mit rund getretenem Pflaster. Die Anstalt, 1894 eröffnet, ist, was man einen Knast-Klassiker nennen würde. Wenn ein »Tatort« in einer Gefängniszelle beginnt, wird die Szene oft in Butzbach abgedreht. Der Bedienstete vom Eingang gibt ein Zeichen: »Da entlang!« Schlüssel, eine Tür. »Das Haupthaus«, sagt er knapp. Wieder Schlüssel, Türen, Gänge und jene eigenartige Architektur des Lichts, die nicht anders kann, als nach innen zu laufen. Man hat sofort Michel Foucaults »Gefängnis-Dispositiv« vor Augen, seine »optische Maschine, um zu sehen, ohne gesehen zu werden«, während der pausenlos redende Schlüssel-Mann einen durch das Butzbacher Universum bugsiert. In einem Zellentrakt ist soeben Freistunde. Die Häftlinge stehen in ihren lilafarbenen Anzügen auf dem Gang herum, hängen an der Balustrade ab, reden, schaukeln sich hoch. Etwas wummert gegen Metall, ergibt einen seltsamen Rhythmus. Eingeschlossene Männerkörper, die mit jedem Augenblick auf das Unerwartete warten. Es geht unwahrscheinlich laut zu. Auf dem Flur ist es eng, der Tumult kompakt. In den anderen Gängen sind zu der Zeit die Zellentüren geschlossen, was den Eindruck der flirrenden Knast-Energie nur verstärkt. Zwischen den Stockwerken sind Gitter montiert. »Damit es zwischen den Etagen keinen Kontakt mehr gibt«, lautet der Kommentar des Gefängnispsychologen Götz Eisenberg, der auf der Treppe zwischen drittem und viertem Stock steht und den Betrieb um sich herum beobachtet.

Er macht auf dem Absatz kehrt. Der Bedienstete verabschiedet sich. »Ich gehe besser mal vor«, meint der Psychologe. Auf dem Weg in sein Büro schildert er die Veränderungen, die sich in den letzten Jahren in der Anstalt vollzogen haben. »Wie überall geht es um Durchfunktionalisierung«, sagt er und schaut noch einmal zurück, zu den Männern in Lila. »Die Zeitpläne und Vorschriften, die externen Dienstleistungen und routinierten Therapie-Module, all die Technik in den Maßnahmen zur Reparatur von dem, was in den

Akten steht. Ein Inhaftierter ist nur noch die Summe der Einträge im Bundeszentralregister; seine Fähigkeiten werden auf Delinquenz und Versagen reduziert. Aber alles, was hier von oben bürokratisch durchgestellt wird, ist im Kern zum Scheitern verurteilt.«

Im Büro von Götz Eisenberg ist die gesamte ›Frankfurter Schule‹ anwesend. Überall liegen Bücherstapel, die kühn vor sich hin mäandern. An den Wänden hängen Fotos von Foucault, Camus, Adorno, Bloch, dazwischen jede Menge Zitate. Eine ausufernde Gedankenburg. »Die Frau heute morgen, in der Innenstadt von Gießen«, erzählt er unvermittelt. »Egal, ob es Winter oder Sommer ist, sie trägt immer dieselbe Mütze, dazu eine Hornbrille mit dicken Gläsern, eine dunkle Jacke. Oft raucht sie, meist Zigarillos, manchmal mit Spitze. Sie steht erstarrt im Strom der Passanten. Ihr Blick ist auf den Boden gerichtet oder geht ins Leere. Gelegentlich lächelt sie, dann aber nach innen. Sie spricht nicht. Wenn sie geht, wirkt sie verlangsamt, fast mechanisch. Psychiater alter Schule haben diesen Zustand fast vollständiger Erstarrung Stupor genannt. Heute würde man die Frau als depressiv bezeichnen. Doch warum führt sie ihre Versteinerung öffentlich vor? Kreiert sie sich als Gegenbild zum stets optimistischen Macher? Ist der motivations- und kommunikationslos depressive Mensch das Gegenstück zum Leitbild unserer Tage, eine Art Deserteur, der sich unerlaubt von der Realitätstruppe entfernt hat?«

Götz Eisenberg ist Sozialwissenschaftler und hat in Gießen über die »Geschichte sozialer Bewegungen« promoviert. Ausgehend vom großen Ganzen ist sein Feldforschungs-Blick mit der Zeit zunehmend mikroskopischer geworden. Seit den frühen Siebzigerjahren veröffentlicht er theoretische Texte, Essays, Bücher, die ganz im Sinne Foucaults darauf aus sind, an »einer Geschichte der Gegenwart« zu schreiben. Was ihm an Realität begegnet, beispielsweise die versteinerte Frau, betrachtet er von einem »Gegenraum«, dem Gefängnis, aus. Das ist sein »leerer Strand, den die Gesellschaft umgibt«. Von dieser speziellen Perspektive kann durch Distanz und Fremdheit der Konflikt essenzieller bemessen, in jedem Fall klarer, konkreter, aktueller, brennender in den Blick genommen werden. Die Häftlinge, die der dezidierte Ethnologe betreut, zeigen ihm an, wie die Gesellschaft ihre neuen Nöte, Ängste, Einsamkeiten, Beziehungen ausagiert. Das Gefängnis als Geigerzähler, bei dem es weniger um eine andere Wahrheit als vielmehr um eine neue Phänomenologie geht?

»Wenn man im Gefängnis über Depression nachdenkt, dann zuerst über die Zeit und das Warten«, sagt er. »Gefangene warten ständig auf etwas: auf die Verhandlung, den Anwalt, den Sozialarbeiter, den Psychologen, den Pfarrer, auf Besuch, den Gutachter, die Vollzugsplankonferenz, den Beginn der Lockerungen, die Verlegung in den offenen Vollzug, auf das Ende der Haft. Beim Warten verliert die Zeit ihre Konturen, wird breiig und zäh, ein Morast, in dem der Einzelne zu versinken droht. Die Zeit als Strafe verwandelt die Zeit in Straf-Zeit. Absoluter Stillstand und Hektik, Banalität und Unruhe werden zu einer spezifischen Form von Stress, einem sprachlosen Schmerz, der keine Geschichten hervorbringt und keine Ideen schenkt. Das Zugleich von Langeweile und Ungeduld resultiert daraus, dass die Zeit einerseits vollkommen enteignet und vom Gefängnis in Regie genommen ist und es andererseits doch die eigene Lebenszeit ist, die da verrinnt. Dem Gefangenen entgleitet selbst seine Müdigkeit. Sie prägt sich dem Körper ein, ohne dem Gedächtnis eine Angriffsfläche zu bieten.«

WENDUNGEN IM LABYRINTH. »Gefangene, die aus dem Labyrinth krimineller Wiederholungszwänge in ein straffreies Leben zurückgefunden haben«, sagt der Psychologe, »berichten häufig von einem Schlüsselerlebnis, das ihrem Leben eine andere Wendung gegeben hat. Was aber könnte das sein? In jedem Fall etwas, das im geregelten Turnus einer Therapie selten vorkommt, ein höchst individueller Moment innerer Stärke, der in der Lage ist, die innere Fixierung, das eingeschliffene kriminelle Muster oder auch perverse Skript aufzuheben. Es ist etwas, das nicht von anderen oder von außen kommen kann. Man muss es in sich zulassen. Wer sich nach einem Schlüsselerlebnis sehnt, wird es eines Tages auch haben können. Es braucht, um mit Siegfried Kracauer zu sprechen, jenes »zögernde Geöffnetsein«, eine Art »aktives Warten«.

Sätze, die die direkte Begründung dafür liefern, warum der Gefängnispsychologe seit Jahren in der Butzbacher Anstalt auch eine Kulturgruppe leitet. »Es muss zweckfreie Aktivitäten im Gefängnis geben, die vor allem deshalb wirken, weil sie nichts bewirken wollen. Schlüsselerlebnisse sind in dem Sinne Gratisbeigaben, die keiner Ökonomie und keinem Nützlichkeitskalkül unterliegen. Die kleinen und großen Wunder sind erst dann möglich, wenn sie nicht intendiert sind. In unsere Gruppe kommen etwa 30 Häftlinge, also immerhin 5 % der 560 hier einsitzenden Häftlinge. Voraussetzung für die Teilnahme sind deutsche Sprachkenntnisse und ein gewisses Interesse an kulturellen und politischen Themen. Niemand wird ausgegrenzt. Die Gruppe ist ein echter Querschnitt durch das Gefängnis.« Inwiefern?

Götz Eisenberg muss nicht lange überlegen und zählt auf: »Einer hat einen kleinen Amoklauf hingelegt und auf seine ehemalige Freundin sowie seinen Chef geschossen. Wegen zweifachen versuchten Mordes bekam er zwölf Jahre. Einer ist Karikaturist und Zeichner, der wegen größerer Drogengeschäfte in Butzbach ist. Einer ist ein türkischer Gangster, der im Rhein-Main-Gebiet sein Unwesen getrieben hat und wegen Raub, Erpressung und Körperverletzung inzwischen fast 20 Jahre hinter Gittern lebt. Einer ist wegen Brandstiftung hinter Gittern. Ein anderer hat in der Münchner U-Bahn einen Passagier brutal zusammengeschlagen, der ihn aufforderte, mit dem Rauchen im Zug aufzuhören. Ein ehemaliger Kickboxer hat im Milieu einen Racheakt begangen und eine Bordellbesitzerin angeschossen, die seither im Rollstuhl sitzt. Einer war in der Rockerszene unterwegs und ist wegen Förderung von Prostitution und Körperverletzung verurteilt worden. Ein paar sind klassische Bankräuber oder haben Geldtransporter überfallen. Einer stammt aus der Nähe von Leipzig, wurde noch zu DDR-Zeiten wegen Republikflucht verhaftet und hat später im Westen seine Frau getötet. Ich habe ihn den zeitgenössischen Woyzeck genannt.« Querschnitt ist die Gruppe aber auch in anderer Hinsicht: In ihr sitzen promovierte Biologen und Mathematiker genauso wie Kfz-Mechaniker, Hilfsarbeiter, Ungelernte oder Milieu-Insider. Die Gefangenen kommen aus ganz Europa, mehrheitlich sind es Deutsche, aber auch Männer aus Italien, der Türkei, aus Osteuropa und vom Balkan.

»Es bringt nichts«, betont der Psychologe, »diese im bürgerlichen Sinn gescheiterten Biografien nach den Maßstäben mittelständischer Moral zu normieren. Das kann nur schiefgehen. Wenn wir ausnahmslos die Schuld des Gefangenen betonen, sagen wir ihm, dass seine Zukunft bereits Vergangenheit ist. Dann ist er nichts anderes als ein reparatur- und hilfsbedürftiges Mängelwesen, dem es so vorkommen muss, als würde seine Vergangenheit am Scharnier der trüben Gefängnisgegenwart einfach nach vorn umgeklappt.

Stattdessen geht es darum, mit den positiven Energien und Fähigkeiten des Gefangenen umzugehen und diese zu unterstützen. Genau hier liegt für mich die Bedeutung der Kulturarbeit. Kunst ist kein Ding von Kausalitäten, aber auch keine menschheitsveredelnde Wunderlampe. Sie hat die Kraft, große Wirkungen zu erzielen. In unseren Projekten, egal, ob es um Theater, Schreiben, Philosophie geht, liegt etwas – vielleicht ist es das Wichtigste –, das sich verflüchtigt, wenn man es dingfest machen will.« Der Sozialpsychologe steht auf, nimmt ein paar Blätter in die Hand, schließt das Büro hinter sich zu. »Es ist Zeit für die Kulturgruppe.«

FLÖSSE UND BRÜCKENTAGE. Kurz vor 16 Uhr trudeln die Gefangenen im winzigen Sitzungszimmer neben der Bibliothek ein. Die meisten haben ihren Arbeitstag um die Zeit hinter sich. Götz Eisenberg steht am Eingang und begrüßt jeden einzeln. Manch einem legt er die Hand auf die Schulter, andere nimmt er am Arm. Joviale Männergesten, die etwas Selbstverständliches haben. Als der Raum voll ist und fast alle dreißig da sind, sagt der Psychologe: »Mir ist klar, dass der Nachmittag ein Experiment wird. Ich dachte, wo doch grad so viel von Krisen die Rede ist, könnten wir auch einmal über die Krise der Seele sprechen, über Depression.« Der Mann in den dicken, grauen Wollsocken dreht sich um. An die Wand hat er Bilder und Zitate gepinnt. Sein Blick bleibt auf einem Satz von Peter Sloterdijk hängen: »Depressiv wird, wer Gewichte trägt, ohne zu wissen, wozu.« Er lässt den Gedanken unkommentiert und bringt vielmehr die Geschichte von der steinernen Frau ins Spiel. Doch damit kommt er nicht weit. »Man muss wissen, wie man sich selbst hilft«, unterbricht ihn Peter aus der ersten Reihe spontan. »Das kannst du dir hier nicht leisten, derart aus dem Tritt zu kommen. Im Knast musst du versuchen, die Verhältnisse leicht zu sehen, darfst nicht zu viel fühlen und brauchst vor allem einen Plan. Sonst hast du keine Chance.«

Rechts in der Ecke sitzt Johann mit einem dicken Verband um die linke Hand und starrt apathisch auf den Fußboden. Er ist jung. Es sieht aus, als würde ihn jeder Satz schmerzen. Mitunter hält er sich den Kopf. Johann verletzt sich regelmäßig selbst. Vor zwei Tagen hat er sich zumdritten Mal Teile seiner linken Hand abgehackt. »Es kommt vor«, hatte der Schriftsteller John Berger darüber geschrieben, »dass das Unkontrollierbare in den Körper des Gefangenen eindringt. Dieses Phänomen ›erklärt‹ die häufigen Fälle von Selbstverstümmelung und Selbstverletzung. Die Menschen beschädigen sich, weil das Gefängnis und seine Unkontrollierbarkeit in ihre Körper eingedrungen ist. Nichts hält irgendwas zurück. Nicht dem Ich wird die Verstümmelung angetan, sondern dem, was in das Ich eingedrungen ist, noch bevor der Löffel, die Glasscherbe, die Rasierklinge verschluckt oder der Arm geritzt worden ist.«

»Man kann es hier nur schaffen«, meint Hakki, ein Türke, »wenn man unentwegt arbeitet. Arbeit ist das einzige Antidepressivum im Knast. Die Zeit mit sich in der Zelle erlebst du anders als die Zeit draußen. Brückentage oder Freizeit sind absolut unerträglich. Ich will hier nur eins: 30 Tage im Monat durcharbeiten.« Bastian, Hakkis Nachbar mit dicken Muskeln, nickt: »Die haben einen hier in ihre vergitterte Schachtel gesetzt. Das hältst du nicht aus. Arbeiten, Hanteln stemmen und eine Play-Station, damit kriege ich das aber halbwegs hin.« – »Am schlimmsten ist, wenn ich mit meiner Frau telefoniere und im Hintergrund die Stimme meines Zweijährigen höre. Das setzt mir tagelang zu. Da werde ich depressiv«, sagt Murat aus Frankfurt, der mit einem Drogenring zu tun hatte. Franz, der zwei Reihen hinter dem Muskel-Mann sitzt, hatte zum Sprechen angesetzt, war aber noch einmal unterbrochen worden. Nun lässt man ihm freie Bahn: »Die Depression im Knast ist ja zuerst mit der Depression vor der Tat verbunden. In meinem Fall ist das zumindest so. Wenn du das nicht klärst, rutschst du hier immer tiefer in den Trichter rein.« Franz sieht sich fragend um, als brauche er von den anderen eine Einwilligung zum Sprechen. Die gedrängt sitzende Männerrunde schaut einverständig, manch einer bedächtig. Die Gesichter scheinen zu sagen: Was muss, das muss.

Schon mit den ersten Sätzen ist klar, dass Franz der zeitgenössische Woyzeck ist. Er wurde 1961 als Jüngster von drei Geschwistern in einem kleinen Dorf bei Leipzig geboren. Der Vater, ursprünglich Bonbonkocher, arbeitete als Gehilfe beim Dorffleischer, die Mutter als EDV-Sachbearbeiterin in der Buchführung eines volkseigenen Betriebes. Der Vater war ein trainierter Trinker, die Mutter eine unnachahmliche Dulderin. Gesprochen wurde wenig, geklärt nichts, Konflikte wurden nicht ausgetragen. Die Mutter hatte den Jüngsten nötig, doch der ging vorsichtshalber stromern, organisierte sich damit eine ausufernde Dorfkindheit mit blubbernden Fischteichen, Schlittschuhlaufen, mit Flöße bauen, gestauten Bächen, Räuberhütten, Verstecken, Tütenbrause, Fußball und jahrein, jahraus verschrammten Knien. »Wie etwas Fremdes und von außen Kommendes«, schrieb Götz Eisenberg in einem Text über Franz, »waren da aber auch noch die Anforderungen des sozialistischen Staates, der Kinder und Jugendliche seinen Normen subsumieren wollte, indem er sie zu Jungpionieren, Thälmann-Pionieren und schließlich zu FDJ-Mitgliedern machte. Einmal sollte Franz 50 Pfennige für die ›Deutsch-sowjetische Freundschaft‹ spenden. ›Freundschaft gibt es doch nicht für Geld‹, meinte er.«

Nach dem Ende der 10. Klasse ging Franz nach Leipzig und machte eine Kfz-Mechaniker-Lehre beim VEB Kraftverkehr Leipzig. Er war Praktiker durch und durch, ein technischer Filou, ein manischer Tüftler. 1978 zog es ihn in die Produktion. Dort reparierte er Lkws und bildete Lehrlinge aus Mosambik aus. Mit neunzehn Jahren wurde er in die Armee eingezogen und musste zu den Grenztruppen nach Ost-Berlin. Als er seine 18 Monate hinter sich hatte, holte ihn sein alter Arbeitgeber zurück. Niemand konnte so schuften wie Franz, der für jeden Betrieb rasch unersetzbar war. Beim Tanz im »Alten Forsthaus« traf er seine Jugendliebe Conny wieder. Sie wurden ein Paar und heirateten. Doch schon bald wurde das Leben in der DDR für den impulsiven Franz zu eng. Er wollte weg. Beide stellten notorisch Ausreiseanträge. Die Behörden luden sie vor, schikanierten sie und wiesen die Anträge ebenso notorisch zurück. Jahre ging das so. Eine Pattsituation. Die Ehe der beiden geriet darüber zunehmend in Schieflage. Conny ertrug den Druck zunehmend schlechter. Franz aber war zu unkonventionell, zu jung, zu umtriebig, als dass er sich in dieser Sackgasse eingerichtet hätte. Der Bruch war voraussehbar. Es kam zur Scheidung.

Nach der Trennung zog Franz in sein Kindheitsdorf zurück und nahm eine Stelle im Tagebau an. Dies vor allem, um sich seinen Fluchtvorbereitungen in aller Ruhe widmen zu können. Der passionierte Bastler baute sich aus Teleskopstangen ein Gerüst. Die Idee war, mit einem einzigen tollkühnen Sprung über die Grenze zu setzen und sich wie Münchhausen aus der Not herauszukatapultieren. Der Plan war spektakulär, die Vorbereitung gründlich, doch Franz hatte die Bodenverhältnisse nicht ausreichend im Blick, sodass das Gerüst am Fluchtmorgen vor dem Grenzzaun auf zu weichem Boden wegsackte. Er landete in der

Sperranlage und nicht – wie erhofft – dahinter. Dennoch hatte er in gewisser Weise noch Glück, denn er blieb unentdeckt und konnte sich umgehend an eine neue, deutlich verbesserte Version seines Fluchtspringers machen. Beim zweiten Versuch über die Grenze fiel Schnee, der ihn hätte verraten können. Also ließ er es lieber. Beim dritten Mal wurde er schon bei der Anfahrt zum Zaun von der Volkspolizei aufgegriffen. Er kam in Untersuchungshaft und wurde »wegen schwerer Republikflucht« zu 22 Monaten Gefängnis verurteilt. Nach knapp einem Jahr Zuchthaus verließ er als einer der Letzten die »Frohe Zukunft« in Halle. Es war der 15. November 1989.

Zwei Tage später landete er in einem Notaufnahmelager in Bayreuth. Nur wenig später kam er bei einer Familie aus der Tschechoslowakei unter, die in der Nähe von Darmstadt lebte. Franz besorgte sich umgehend Arbeit und kam binnen Tagen in einer Baustoffhandlung unter. Er funktionierte, wie er immer funktioniert hatte, arbeitete wie ein Berserker und versuchte, sich so schnell und unsichtbar wie möglich in seinem neuen Leben einzufinden. Fitnessstudio, mit Arbeitskollegen ein Bier trinken, zum Schwof gehen hieß sein Programm gegen die Darmstädter Vorstadteinsamkeit. Den Frauen, die er traf, schickte er Blumen. Er kaufte sie in einem kleinen Geschäft, in dem die gleichaltrige, nicht sonderlich glücklich dreinschauende Else an der Kasse stand. Beide verliebten sich und zogen zusammen. Dachte Franz manchmal noch an die verwarteten Jahre im Osten zurück, an die sinnlos schwere Zeit im Gefängnis? Was hatte er dort erlebt? Wie ging er mit diesem Trauma, den zwangsläufigen Aversionen und Diskrepanzen um, wie mit seinem notwendig verleugneten Selbsthass? Und wie lebte es sich jetzt in dem, was sein Traum gewesen war? In jedem Fall hatte er Arbeit und seine Liebe. Ein Jahr später wurde der gemeinsame Sohn Justin geboren. Franz und Else entschieden sich, ein Haus zu kaufen, das komplett saniert werden musste. Kein Problem für ihn. Er konnte arbeiten bis zum Umfallen.

Als das Haus fertig war, zogen die drei mit den Schwiegereltern und dem Bruder von Else ein. Das Glück schien perfekt. Einzig Sohn Justin haderte mit dem neuen Segen, indem er auf ihn mit akutem Stottern reagierte. Die irritierten Eltern suchten nach einer Therapie und fanden sie in einer Paderborner Klinik. Als Justin so entspannt wie geheilt wieder zu Hause war und die Eltern glücklich, wurde Else erneut schwanger. Franz begegnete der Aussicht seiner wachsenden Familie mit Panik, bestand auf Abtreibung und ließ sich wie zum Ausgleich sterilisieren. Eine harsche Zäsur, die die Ehe völlig aus dem Takt brachte. Else fühlte sich unverstanden, aus ihrer Liebe entlassen, zog sich zurück und verweigerte ab da jegliche körperliche Nähe. Gesprochen wurde kaum, geklärt nichts, Konflikte wurden nicht ausgetragen. Der Ost-West-Text blieb fremd und unbenannt. Franz rettete sich in das Muster, das er parat hatte, und arbeitete bis zur völligen Erschöpfung. Es war seine Form von Liebe. Doch Else verstand sie nicht, vor allem aber war sie auf etwas anderes aus. Sie fing an, ihre eigenen Bahnen zu ziehen, fuhr nun mit Justin allein in den Urlaub und traf dort zufällig Siegfried wieder, einen alten Schulfreund, der nach Norddeutschland übergesiedelt war.

Als Else von der Nordsee zurück war, nahm sich Franz, um die Ehe zu retten, in der Nähe des gemeinsamen Hauses eine kleine Wohnung, holte den Sohn regelmäßig zum Fahrradfahren und Fußballspielen ab, ging mit ihm auf Kart-Touren und besuchte die sächsischen Großeltern. Von der aufgenommenen Beziehung zwischen Else und Siegfried erfuhr er erst mal nichts. Als er den Jungen einige Zeit später wieder einmal zum Spielen abholen wollte, öffnete ihm Elses alter Schulfreund die Tür. Was wollte der denn? Franz reagierte verstört auf das, was er nicht wissen sollte. Nachts quälten ihn Ahnungen, Panik, Verlustängste, tagsüber trieb ihn eine diffuse motorische Unruhe um. Er fühlte sich abserviert und ausgenutzt. Der Ossi hat seine Schuldigkeit getan, der Ossi kann gehen, dachte er. Er schlitterte in einen Zustand zwischen Manie und schwerer Depression. Als Franz und Justin kurz nach der Begegnung mit Siegfried zu einem Benefizspiel zwischen Darmstadt 98 und Bayern München im Stadion am Böllenfalltor waren, erzählte ihm der Sohn, dass Else und er nach Norddeutschland ziehen würden, er aber nicht mit wolle und deshalb zum Beweis beim Vater übernachten werde.

Am nächsten Morgen rief Justin von der Schule aus an, weil er die Shampooflasche vergessen hatte. Er käme später mit dem Fahrrad vorbei, versicherte Franz. Als er nach der Arbeit bei Else eintraf, saß diese am Laptop. »Hast du vor, wegzuziehen?«, fragte er sie. »Das geht dich nichts an. Es ist mein Leben«, wehrte sie ab. »Aber du wirst doch Justin nicht mitnehmen?«, hakte er nach. »Auch das Kind geht dich nichts mehr an«, erhielt er zur Antwort. Das war der auslösende Satz, der aus dem bis in die letzte Faser hinein funktionierenden Franz einen machte, in dem sich alle Wut entlud. Die Schleuse war geöffnet. Er zog sein Klappmesser, das er als Handwerker immer in der Brusttasche seiner Latzhose trug, und stach mit voller Wucht zweimal auf die Frau vor sich ein. Ein Stich traf Else tödlich in der Herzgegend. Als sie auf dem Boden lag, rammte er sich selbst das Messer in die Brust. In der Küche zerrte er ein Steakmesser aus dem Messerblock und stieß es sich bis zum Heft in den Bauch. Erst im Garten brach er zusammen und wurde später dort von der Polizei schwer verwundet aufgefunden.

Eine Notoperation im Darmstädter Stadtkrankenhaus rettete ihm das Leben. Nachdem er aus der Narkose erwacht war, hatte er keinerlei Erinnerung mehr an die Tat. Sie war gleichsam gelöscht. Wie Woyzeck seine Marie oder Penthesilea ihren Achill töteten, hatte Franz im Moment höchster Aggression und zugleich dissoziativer Trance den ihm nächsten Menschen umgebracht und danach versucht, sich selbst zu töten. Im Januar 2009 wurde er wegen Totschlags zu neun Jahren Gefängnis verurteilt. Ein vom Gericht zu Rate gezogener Sachverständiger betonte das Affekthafte der Tat, sodass der Vorwurf des vorsätzlichen und geplanten Mordes fallengelassen wurde.

PYGMÄEN UND SOZIOSEN. Während Franz vor der Gruppe seine Geschichte erzählt, kommt er unausgesetzt auf den Tag, den Laptop, den alles auslösenden Satz, das Messer, den Garten zurück, auf mitunter absurde Details. Es ist, als hätte ihm jemand Worte in die Hand gelegt, damit er aus ihnen eine Geschichte forme. Aber sie sind fremd, ungestalt, bizarr und rutschen ihm immer wieder weg. Umso leichter fällt es ihm, von den Wochen vor der Tat zu berichten. »Da war dieses Loch in mir«, sagt er. »Ein Schwarz, das alles auslaugt, bis du dich selbst nicht mehr erträgst, dir völlig abhanden kommst. Andererseits gab es diese extreme Unruhe.« Nachts wälzte er sich im Bett, stand irgendwann auf, trainierte an den Hanteln. Manchmal kettete er sich sogar am Bettpfosten fest, um sich zu spüren und das innere Flattern im Zaum zu halten. »Ich hatte keine Ahnung, was das für ein Film war, der da abging. An manchen Tagen fühlte ich mich wie Achilles, dann war wieder totale Ruhe in der Zentrale«, berichtet er.

Die Männer im Raum spüren, dass Franz reden muss. Wenn er zu erregt in einer Erinnerungsschlaufe abtaucht, helfen sie ihm mit einem Wort über das Stocken hinweg. Meist aber halten sie seine Pausen einfach aus. Schleppende Minuten. Die Blicke der anderen laufen im Raum umher, suchen einander, bleiben immer öfter am Gesicht von Götz Eisenberg hängen. Es ist an ihm, Franz und seinen Sprech-Kampf aufzufangen, die Energien der Gruppe zu bündeln und den Nachmittag noch einmal zu erweitern. »Es ist in Ordnung«, meint Franz schließlich, »ich akzeptiere die Strafe.« Er gehe arbeiten und treibe in der Zelle seinen Sport. Wenn er eines Tages Butzbach verlasse, sei es wie damals, als er mit dem Koffer in Bayreuth im Notaufnahmelager anlandete. Nur dass er dann 55 Jahre alt wäre und mit sei-ner Tat für immer leben müsse. Götz Eisenberg fragt noch einmal nach und kommt dann auf den sozialgeschicht-lichen Hintergrund der Depression zu sprechen. Die Krank-heit hänge insbesondere am Konzept der Individuation, sagt er. Peter, den es in seiner Agilität kaum noch auf dem Stuhl hält, hat mit dem bürgerlichen Individuum nichts am Hut. »Das ist doch Schnee von gestern«, weiß er. »Ich war mal bei den Pygmäen. Die kennen keine Depression. Die sind immer gut drauf. Und überhaupt, das Getue in un-seren Breiten immer. Man kann es auch übertreiben. Ja, si-cher, man hat mal schlechte Laune, hängt durch, ist traurig, aber dann muss es auch wieder gut sein.«

Götz Eisenberg bleibt ruhig. »Gerade die Pygmäen-Ge-schichte macht ja meinen Ansatz zu Individuation und Depression nur stärker«, hält er dagegen. »Indigene Völker haben ein komplett anderes Verhältnis zur Zeit, zur Vergan-genheit, zum Werden, zur Entwicklung. Sie machen Unsi-cherheit zum Prinzip. Ihre Erfahrung ist, dass sie damit überleben. Was mich aber beschäftigt, ist das, was soeben durch die deregulierten Finanzen und Märkte passiert. Ex-zesse, die offenbar mit psychischer und moralischer Deregulierung einhergehen.« Die Männer und der Leiter der Gruppe sind ein eingespieltes Team, das Vokabular ist trainiert. »Defragmentierung«, »der antiquierte Mensch«, »Softwarewelten«, »Archaismen«, »reifes Ich«. Man kennt sich aus, ist damit weg vom Eigenen, die Sätze schnurren. Binnen Kurzem ist eine rege Diskussion im Gange, die mitunter irreale Züge annimmt. Denn seit wann ist der Knast die Keimzelle für neueste Gesellschaftstheorien? Aber warum auch nicht? Die Männer haben Zeit, eine Bibliothek, Zeitungen, Fernsehen. Sie sind umfassend informiert. Ihre Ansprechperson durchläuft mit ihnen eine profunde Bildung, nimmt sie ernst, manövriert sie mit einigem Geschick durch den Informationsdschungel. Götz Eisenberg hat, wovon Michel Foucault immer träumte: einen echten Dialog, und das aus einem »Gegenraum« heraus. Peter rutscht nervös auf seinem Stuhl herum. »Exzesse, Deregulierung – das ist mir zu unkonkret.«

»Es gibt immer stärker die Tendenz«, führt der Psychologe ohne innezuhalten aus, »intrapsychische Konflikte und Spannungen in der Außenwelt auszuagieren. Bisher hat man den Depressiven immer als starres Schattenwesen, fernab von aller Realität, betrachtet. Neue Forschung verweist aber auf ein Verhältnis von Depression und Fremdaggression, vor allem bei jugendlichen Tätern wie Amokläufern. Gewalt in allen Facetten – bis auf Mord und Totschlag – nimmt seit zehn Jahren stetig zu. Oft ist es Gewalt, die sich aus psychischer Frigidität und Indifferenz ergibt, aus der Kälte der Gesellschaft, aus der Unauffälligkeit, scheinbar aus dem Nichts.« – »Ist das das, was Sie uns beim letzten Mal mit den Soziosen erklärt haben?«, will Franz wissen. »Ja. Der Begriff sagt, dass sich in Zeiten gesellschaftlicher Erosionen Menschen nur noch aufrechterhalten können, indem sie sich als Individuen aufgeben oder sich gar nicht erst als solche entwickeln. Die Psychologie verliert damit genau genommen ihren Gegenstand. Aber das ist ein weites Feld.«

»Wie war das mit den Amokläufern? Was haben die mit Depression zu tun?«, fragt eine Stimme aus der letzten Reihe. »Das haben wir nun dauernd diskutiert«, hält Hakki dagegen. – »Dann hörst du es dir eben noch mal an«, mosert es von hinten. Die Männer in Lila wissen, dass Götz Eisenberg einer der Ersten war, der über School Shootings in Deutschland geschrieben hat. Auch haben sie alle sein kürzlich erschienenes Buch »Damit mich kein Mensch mehr vergisst! Warum Amok und Gewalt kein Zufall sind« gelesen. Etliche Texte daraus hat er mit ihnen diskutiert, weil es Geschichten aus der Gruppe sind. Aber ist es nötig, auf die Intervention aus der letzten Reihe einzugehen? Immerhin kommt sie von Sascha, der sich bisher zurückgehalten hat. Nicht ohne Stolz nennt die Gruppe ihn ihren ›Philosoph‹. Er argumentiert mit Platon, Kant, Derrida, sitzt seit 2005 in Butzbach und arbeitet sich seitdem hartnäckig durch die großen klassischen Systeme durch. Sascha ist promovierter Mathematiker, in Kiew geboren und sitzt wegen schwerer Schwarzmarktdealerei. »Amok ist nun mal ein Thema«, setzt er nach.

Hakki reagiert gewieft: »Komm, ich habe das Buch dabei. Ich suche dir raus, was du wissen musst.« Einige lachen. »In der Folge von Enttäuschungen und Misserfolgen sind beim zukünftigen Amokläufer die Tentakeln der Objektlibido ins Ich zurückgekehrt wie die Fühlhörner einer Schnecke«, setzt er dozierend an. »Dabei löst sich Aggression aus Verschränkungen mit libidinösen Objektbesetzungen. Eine Regression setzt ein, deren Falltiefe vom spezifischen Triebschicksal, frühkindlichen Beziehungserfahrungen und der psychischen Organisation abhängig ist. Noch sieht alles nach Ruhe und Selbstbeherrschung aus, aber innerpsychisch bahnt sich bereits ein folgenschwerer Führungswechsel an.« Hakki hält inne: »Bist du noch im Boot?«, fragt er nach hinten. Dort bleibt es still, aber der Psychologe vorn nimmt den Faden direkt auf. »Es ging mir an der Stelle um die Arbeit im Inneren eines Amokläufers in den Wochen oder Monaten vor der Tat. Was geschieht da eigentlich? Der spätere Täter ist derart in Not, dass er seine frühkindlichen Spaltungen in ein ›nur gut‹ und ›nur böse‹ aktivieren muss. Diese abgelegten Zustände tauen wieder auf. Das Innere wird zu einem wirren Kaleidoskop von immer skurrileren und ängstigenderen Bildern.«

»Aber was hat das mit jugendlicher Depression zu tun?«, posaunt es nun aus der letzten Reihe. Die Gruppe kennt Sascha. Wenn er einen Gedanken verfolgt, ist er stur. »Wart doch mal ab«, fährt Hakki auf. »Kommt ja jetzt. Steht alles hier.« Er doziert weiter: »Ein archaischer Hass auf verfolgende innere und äußere Objekte macht sich breit, die Wahrnehmung trübt sich ein, die Welt verdunkelt sich, bis schließlich alles zum ›bösen, verfolgenden‹ Objekt wird. Jetzt bedarf es nur noch eines letzten Anstoßes, und die Unglücksmechanik kommt ins Rollen.« – »Hakki hat schon recht«, unterbricht Götz Eisenberg. »Die Schläferexistenz mitsamt ihrem inneren Verfolger ist mit der Depression völlig identisch. Wir neigen dazu, uns Gewalt zurechtzulegen, als käme sie von einem anderen Stern, als ein Unheil, das vom Himmel fällt. Aber was hier zum Vorschein kommt, ist nichts anderes als die logische Verlängerung des einsamen Individuums in der universalen Konkurrenz. Kurzfristige Gewinne, gesellschaftlicher Überdruck, planierte soziale Strukturen und ein Go-go-Spirit, diese Rastlosigkeit, die alles Neue für gut erklärt, sind hier die Stichworte. Da wird unentwegt flexibilisiert, dereguliert und privatisiert, da werden ohne jede

Rücksicht Kosten gesenkt. Wenn aber alles Hemmende beseitigt ist, ist nichts mehr da, das trägt und zusammenhält.«

»Und die Jugendlichen?«, beharrt Sascha. »Wir brauchen nicht so zu tun, als ob Justiz oder forensische Psychiatrie genug über das Phänomen Amok wüsste«, geht Götz Eisenberg endlich auf ihn ein. »Der Kenntnisstand darüber ist noch immer dürftig, obwohl es vonseiten der Wissenschaft etliche Bemühungen gibt, dem Ganzen auf die Spur zu kommen. Bis 2007 hat es weltweit etwa 100 School Shootings gegeben. Dass ihre Zahl stark zunimmt, dafür ist auch eine starke und medial vermittelte narzisstische Komponente verantwortlich. Die jugendlichen Täter wollen durch ihre Tat ›berühmt werden‹. Wer es nicht geschafft hat, auf gesellschaftlich üblichem Weg Anerkennung zu finden, versucht es als Negativ-Held. Bei einem Amok verlagert sich die im Inneren tobende Schlacht nach außen. Die ansonsten passive Depression geht dabei in ein neues Aktionsmuster über. Aggressionen werden nicht mehr im Inneren ausgelebt, sondern nach außen agiert. In meinen Augen ist der Amoklauf ein pathologisch entgleistes Muster gegenwärtiger Identitätsfindung, eine regelrechte Fehlleistung.«

»Aber wo sollen die Jugendlichen denn auch hin?«, entgegnet Murat. »Das Problem liegt in den Familien. Eltern wollen ein funktionierendes Kind, das keine Mühe machen soll. Hauptsache, es ist gut zu handhaben. Aber weder zu Hause noch in der Schule bekommen Kinder oder Jugendliche das, was sie brauchen: eine gesunde Autorität. Das macht sie psychisch anfällig. Dazu noch lösen sich familiäre Strukturen immer mehr auf. Alte Auffangsysteme funktionieren nicht mehr. Kinder finden weder im familiären noch im schulischen Umfeld Halt, rutschen ab in die Depression, trinken exzessiv Alkohol, nehmen Drogen, tragen sich mit Selbstmordgedanken.«

ALGORITHMEN UND ZEBRAFINKEN. Sascha ist nicht zufrieden. »Mag ja alles sein«, sagt er, »aber wenn wir schon dauernd von Deregulierung sprechen, müssen wir endlich mal über die neue Depression sprechen.« – »Sag an«, frotzelt Hakki. »Wir können lang und breit über den Amok junger Männer reden. Aber neben dem gibt es den Amok der neuen Maschinen. Der Terror eines Einzelnen und der Terror der Maschinen, sie gehören zusammen.« Sascha hat diese selbstverständliche Art, eine Idee zu entwickeln, der man sich nicht entziehen kann. Er geht immer aufs Ganze. Götz Eisenberg bestätigt ihn. Er weiß, wo Sascha hinwill. Sie sprechen oft darüber. Sein Thema sind die Algorithmen, die sich in der globalen Psyche eingenistet haben und das Leben und die Welt zunehmend beherrschen. Hedgefonds entscheiden über Märkte, ganze Volkswirtschaften werden anhand von Algorithmen der Finanzmathematik erklärt. »Zwei Drittel aller Aufträge für den Wertpapierhandel an der Wall Street werden von Computern eingeleitet und in der Folge automatisch mit anderen Computern ausgeführt«, weiß Sascha. Die beiden sind ein eingespieltes Gedanken-Team. Vierzehn Tage wartet der Mann aus Kiew auf diese Möglichkeit des Austauschs. Von nun an reden nur noch zwei.

»Spekuliert wird meist mittels mathematischer Formeln. Die New York Stock Exchange hatte sich vor fünf Jahren eines der besten und komplexesten IT-Systeme der Welt mit Tausenden Servern und riesigen Datenzentren zugelegt und damit mehr Breitbandkabel verlegt, als für den gesamten Telefonbetrieb in Lateinamerika nötig wäre«, führt der promovierte Mathematiker aus. »Doch die kleineren Brokerhäuser haben das technische Wettrüsten an der New Yorker Börse pariert, indem sie ebenfalls technisch zulegten. Mittlerweile betreiben sie alle ihre eigenen Supercomputer und haben sich daraufhin an den Nyse-Handel andocken lassen.

Das Problem ist, dass dadurch die Börse völlig intransparent geworden ist. Keiner blickt wirklich noch durch, was da geschieht«, erklärt Sascha. »Denn mithilfe der Algorithmen können nur wenige Broker binnen Sekunden einige Millionen von Kauf- und Verkaufsorders automatisch erfassen, minimale Preisdifferenzen analysieren und damit dicke Gewinne einfahren. Man geht davon aus, dass schon mehr als die Hälfte des Wertpapierhandels von diesen wenigen Brokern gemacht wird. Damit haben sich im Grunde die Aktienmärkte als entscheidende Umschlagadresse des Kapitals erledigt. Immer klarer wird, dass die Maschinen zunehmend das Zepter übernehmen. Das Finanzsystem ist nicht mehr steuerbar und völlig außer Rand und Band«, erörtert der Mann aus Kiew.

Wie zum Beleg liest Sascha aus einem FAZ-Beitrag vor, den er für das Treffen extra herausgesucht hat: »Staaten und sogar Staatengemeinschaften beurteilen die Lage anhand von Simulationen, in denen Algorithmen aus der Vergangenheit die Zukunft vorauszusagen versuchen. Beratergremien nehmen Politikern mittels Modellen Entscheidungen ab, deren Algorithmen mit historischen Wetterdaten, aktuellen Messwerten, archäologischen Gesteinsanalysen und anderen Daten, die sich zu von Menschen nicht mehr erfassbaren Bergen auftürmen, Aussagen über das künftige Klima treffen.« In Australien musste der Premierminister grad gehen, und das nur, weil er schlechte Umfragewerte hatte, ergänzt Götz Eisenberg. Es gehe um Scoring-Algorithmen im Hinblick auf die Zahlungsmoral des Bürgers; die mit W-Lan vernetzten Kraftfahrzeuge fänden mit Algorithmen die kürzeste Autobahn; Smartphone-Apps würden das sicherste Wohnviertel kennen, und Empfehlungsalgorithmen sagten dem Kunden, welche Musik er hören wolle, welches Buch er möchte, welchen Menschen er treffen solle. Dank

Algorithmen, versichere man allerorten, sei das Leben in fester, vorgezeichneter Bahn.

Computer-Spiegelwelten, Softwaremodelle, Simulacren, denen die Welt blind zu vertrauen scheint. Systeme, die den Cluster lieben, den Aufruhr, den großen Ausnahmezustand und hochgradig anfällig sind. So geschehen im Frühjahr 2010 an der Wall Street, wo die Kurse stürzten, dass einem schwindlig werden konnte. Am Ende war nicht mehr recht herauszufinden, wer oder was eigentlich die Ursache dafür war: menschliches Versagen, Computermängel, Tippfehler, Spekulationsmanöver? Systeme, die ihr eigenes Spiel erfinden und ihre eigenen Spielregeln, die aufs Fragile gehen, auf den unbedingten Sog. Sie haben kein Ziel, kein Gedächtnis, kennen auch keine Verantwortung. Sie arbeiten und spielen, bis es ihr Spiel ist. Neben immenser Leistungsfähigkeit gehört es zu ihrer Natur, dass sie die Lücke im Ablauf suchen. Wenn das Gerüst wackelt und die Statik infrage steht, werden sie agil. Und dann geht immer alles rasend schnell. Dann marodieren die Systeme wie Viren, durchbrechen jede Demarkationslinie und werden zu Selbstläufern.

»Wobei wir wieder beim Amok wären«, schaltet sich Peter dazwischen. Ihm ist die Algorithmuswelt fremd. »Letztens habe ich irgendwo gelesen, dass auch ältere Menschen immer häufiger zu Amokläufern werden, eine Art Altersamok sozusagen.« – »Stimmt«, sagt Götz Eisenberg. »Durch eine rasant veränderte Welt brechen den Älteren die vertrauten Lebensbezüge weg. Wenn aber eingeschliffene Muster zusammenbrechen, treten enorme Spannungen auf. Dann kommt es zu Aggressionen, die im Inneren zu Depressionen beziehungsweise anderen Krankheiten umgebaut werden oder als Gewalt zutage treten. Diese Menschen geraten in Sackgassen und spinnen sich in paranoide Fantasien eine, die ihre Wahrnehmung mehr und mehr eintrüben. Aber der eigentliche Hintergrund für diese bizarren Kreuzzüge«, erörtert der Psychologe, »ist unsere perfekt operationelle Welt, die uns als Menschen sukzessive unnötig macht und uns immer mehr ausschließt. Die Technik braucht uns nicht mehr. Sie läuft ohne uns. Wir werden Fossile, die stören und den Lauf der Dinge nur noch behindern. In der Theorie hat dieser Weg eine lange Geschichte, bei der davon ausgegangen wird, dass der Mensch sich gegenüber der Maschine immer unvollkommen gefühlt hat. Die sogenannte ›prometheische Scham‹ wurde gedreht und zur großen Sehnsucht nach der totalen Maschine umgeformt. An diesem Ideal haben die Menschen dann so lange herumgebastelt, bis man ihm möglicherweise immer mehr entsprach, aber auf diesem Weg ging auch das Gefühl dafür verloren, wie destruktiv das ganze Unterfangen ist. Mittlerweile ist so viel Technik in der Welt, dass die Antwort auf die Frage entscheidend sein wird, wie sich der Mensch von ihr emanzipieren kann, oder auch, wie er aus den Maschinen wieder herausfindet.«

Sascha ist drangeblieben: »Hier ist nun endlich mein Zugang zur neuen Seele«, sagt er. »Denn in diesem Spiegelakt steckt nichts anderes als das Scheitern des Großprojekts Technik. Ich bin beileibe kein Maschinenhasser oder Technikfeind, aber ich bin Mathematiker. Unsere Psychen sind auch deshalb so erschöpft und ausgelutscht, weil all die versteckt arbeitenden Megamaschinen etwas Beunruhigendes für den Menschen haben. Die Algorithmus-Welt erweckt den Anschein, dass das Leben berechenbar und steuerbar wäre. Stattdessen stehen Krisen in Permanenz auf dem Programm, geraten Systeme außer Kontrolle. In dieser fortdauernden Unsicherheit fangen die Seelen an zu flattern und driften weg, da sie intuitiv spüren, dass die Maschinen im

Hintergrund sie mehr und mehr im Griff haben. Es ist wie mit den Vögeln in den Großstädten, die wegen Lärm und Hektik weniger schlafen, höher und lauter singen, gesteigerte Stoffwechsel haben und völlig neue Beziehungsmuster eingehen. So sind die australischen Zebrafinken ihren Partnern gegenüber eigentlich ein Leben lang treu, doch im Trubel der Großstadt hören sie deren vertraute Laute nicht mehr und suchen sich einfach neue Partner.« Sascha wartet einen Moment, bevor er weiterspricht. »Du hast im Knast alle nötigen Informationen von außen«, sagte er dann, »das Gefühl aber kommt von innen. Draußen kannst du noch die Illusion von Freiheit haben, hier aber lebst du in Echtzeit. Auf gut Deutsch: Algorithmus minus Knast ist gleich Realität. Insofern ist die neue Depression eine einzige Trauerarbeit, die Abreaktion einer großen Leere.« – »Interessant«, nimmt Götz Eisenberg Saschas Überlegung auf. »Freud hatte schon vor hundert Jahren, ebenfalls in Zeiten großer Technikumbrüche, die Depression als Schattenarbeit idealler Verluste betrachtet. Offenbar erzählen die neuen Seelen vom Verlust unserer Welt.«

»Oder sie simulieren ihn«, entgegnet Sascha. »Das Ideal von der perfekten Maschine ist eine Hybris wie der ewige Wunsch nach dem perfekten Körper. Das weiß mittlerweile jeder. Doch unsere Psychen haben noch keinen adäquaten Umgang mit den großen Maschinen gefunden. Deshalb reagieren sie ohnmächtig. Klar ist jedenfalls, dass wir aus der Technik nicht mehr rauskommen.« – »Aber Maschinen ohne wirkliche Beziehung und ohne Verantwortung machen keinen Sinn«, meint Götz Eisenberg. »Der Knast ist auch eine Algorithmus-Welt«, hält Sascha dagegen. »Ich weiß, wie sich das Leben in so einer Maschine anfühlt. Deshalb will ja meine Seele auch immerzu andere Wege gehen.«

DANKSAGUNG

Das Buch ist im Gespräch entstanden. Für Zeit, Gedanken, Details und Fürsprache danke ich ausdrücklich Yvette Andreas, Ulrich Bahrke, Britta Bannenberg, Anna Bergmann, Dirk Enke, Götz Eisenberg, Herbert Fischer Solms, Luise Fischer-Solms, Gunter Gebauer, Robert Gierke, Jana Hensel, Carla Hicks, Stephan A. Jansen, Ute Krause, Andreas Krieger, Marianne Leuzinger-Bohleber, Simon Pagany, Andreas Petersen, Thomas Purschke, Michael Reinsch, Lars Sänger, Inga Schmidt, Susanne Schulz, Ansgar Thiel, Nora Thies, Laura Tratnik, Birgit Übensee sowie den Häftlingen der JVA Butzbach und den Studierenden der Zeppelin-Universität, Friedrichshafen.

Ich danke meinen Verlegern Tom Kraushaar und Michael Zöllner, dass sie dieses Buch wollten, und meiner Lektorin Christine Treml für allen Langmut sowie ihre Klar- und Weitsicht.

I. G.

LITERATURAUSWAHL

Anzieu, Didier: Das Haut-Ich. Suhrkamp Verlag, Frankfurt/ Main, 1992.

Bachmann, Ingeborg: »Todesarten«-Projekt. Piper Verlag, München, Zürich, 1995.

Bahrke, Ulrich (Hrsg.): Denk ich an Deutschland …, Sozialpsychologische Reflexionen. Brandes & Apsel Verlag, Frankfurt/Main, 2010.

Baudrillard, Jean, Noailles, Enrique Valiente: Gesprächsflüchtlinge. Passagen Verlag, Wien, 2004.

Bauman, Zygmunt: Leben als Konsum. Hamburger Edition, Hamburg, 2009.

Baxmann, Inge: Mythos: Gemeinschaft. Körper- und Tanzkulturen in der Moderne. Wilhelm Fink Verlag, München, 2000.

Bergdolt, Klaus: Leib und Seele. Eine Kulturgeschichte des gesunden Lebens. C. H. Beck Verlag, München, 1999.

Bergmann, Anna: Der entseelte Patient. Die Moderne Medizin und der Tod. Aufbau-Verlag, Berlin, 2004.

Bode, Sabine: Die deutsche Angst – German Angst. Klett-Cotta Verlag, Stuttgart, 2006.

Busch, Michael, Jeskow, Jan, Stutz, Rüdiger (Hrsg.): Zwischen Prekarisierung und Protest. Die Lebenslagen und Generationsbilder von Jugendlichen in Ost und West. transcript Verlag, Bielefeld, 2010.

Frank, Saskia: Zeppelin-Ereignisse. Technikkatastrophen im medialen Prozess. Tectum Verlag, Marburg, 2008.

Ehrenberg, Alain: Das erschöpfte Selbst. Depression und

Gesellschaft in der Gegenwart. Campus Verlag, Frankfurt/Main, 2004.

Eisenberg, Götz: ... damit mich kein Mensch mehr vergisst! Warum Amok und Gewalt kein Zufall sind. Pattloch Verlag, München, 2010.

Foucault, Michel: Die Anormalen. Suhrkamp Verlag, Frankfurt/Main, 2003.

Foucault, Michel: Die Heterotopien. Der utopische Körper. Suhrkamp Verlag, Frankfurt/Main, 2005.

Foucault, Michel: Überwachen und Strafen. Die Geburt des Gefängnisses. Suhrkamp Verlag, Frankfurt/Main, 1994.

Freud, Sigmund: Das Ich und das Es. Metapsychologische Schriften. Fischer Taschenbuch Verlag, Frankfurt/Main, 1992.

Freud, Sigmund: Das Unbehagen in der Kultur. Und andere kulturtheoretische Schriften. Fischer Taschenbuch Verlag, Frankfurt/Main, 1994.

Gay, Peter: Die Republik der Außenseiter. Geist und Kultur in der Weimarer Zeit 1918–1933. Fischer Verlag, Frankfurt/Main, 1970.

Geipel, Ines: No Limit. Wie viel Doping verträgt die Gesellschaft. Klett-Cotta Verlag, Stuttgart, 2008.

Goffman, Erving: Stigma. Über Techniken der Bewältigung beschädigter Identität. Suhrkamp Verlag, Frankfurt/Main, 1967.

Gumbrecht, Hans Ulrich: 1926. Ein Jahr am Rand der Zeit. Suhrkamp Verlag, Frankfurt/Main, 2001.

Hillenkamp, Sven: Das Ende der Liebe. Gefühle im Zeitalter unendlicher Freiheit. Klett-Cotta Verlag, Stuttgart, 2009.

Hunger, Bettina, Kohlenbach, Michael ... (Hrsg.): Porträt eines produktiven Unfalls – Adolf Wölfli. Stroemfeld/Nexus Verlag, Basel, Frankfurt/Main, 1993.

Husserl, Edmund: Vorlesungen zur Phänomenologie des

inneren Zeitbewusstseins. Max Niemeyer Verlag, Tübingen, 1980.

James, Oliver: Affluenza. How to be successful and stay sane. Vermilion, an imprint of Ebury Publishing. Random House Group Company, 2007.

King, Vera, Gerisch, Benigna (Hrsg.): Zeitgewinn und Zeitverlust. Folgen und Grenzen der Beschleunigung. Campus Verlag, Frankfurt/Main, New York, 2009.

Klibansky, Raymond, Panofsky, Erwin, Saxl, Fritz: Saturn und Melancholie. Studien zur Geschichte der Naturphilosophie und Medizin, der Religion und der Kunst. Suhrkamp Verlag, Frankfurt/Main, 1994.

Kluckhohn, Paul, Samuel, Richard: Novalis. Schriften, 1. Band. W. Kohlhammer Verlag, Stuttgart, 1977.

Lambrecht, Roland: Melancholie. Vom Leiden an der Welt und den Schmerzen der Reflexion. Rowohlt Verlag, Reinbek bei Hamburg, 1996.

Lemke, Michael: Konfronttion und Wettbewerb. Wissenschaft, Technik und Kultur im geteilten Berliner Alltag (1948–1973). Metropol Verlag, Berlin, 2008.

Lethen, Helmut: Der Sound der Väter. Gottfried Benn und seine Zeit. Rowohlt Verlag, Berlin, 2006.

Leuzinger-Bohleber, Marianne, Röckerath, Klaus, v. Strauss, Laura: Depression und Neuroplastizität. Psychoanalytische Klinik und Forschung. Brandes & Apsel Verlag, Frankfurt/Main, 2010.

Morris, B. David: Geschichte des Schmerzes. Suhrkamp Verlag, Frankfurt/Main, 1996.

Nádas, Péter: Behutsame Ortsbestimmung. Berlin Verlag, Berlin, 2006.

Özkan, Ibrahim, Streeck-Fischer, Annette Sachsse, Ulrich (Hrsg.): Trauma und Gesellschaft. Vergangenheit in der Gegenwart. Vandenhoeck & Ruprecht Verlag, Göttingen, 2002.

Plänkers, Tomas, Bahrke, Ulrich, Baltzer, Monika: Seele und totalitärer Staat. Zur psychischen Erbschaft der DDR. Psychosozial-Verlag, Gießen, 2005.

Posch, Waltraud: Projekt Körper. Wie der Kult um die Schönheit unser Leben prägt. Campus Verlag, Frankfurt/Main, New York, 2009.

Reulecke, Jürgen (Hrsg.): Generationalität und Lebensgeschichte im 20. Jahrhundert. R. Oldenbourg Verlag, München, 2003.

Rosenfield, Israel: Das Fremde, das Vertraute und das Vergessene. Anatomie des Bewusstseins. S. Fischer Verlag, Frankfurt/Main, 1992.

Scarry, Elaine: Der Körper im Schmerz. Die Chiffren der Verletzlichkeit und die Erfindung der Kultur. S. Fischer Verlag, Frankfurt/Main, 1992.

Seegers, Lu, Reulecke, Jürgen (Hrsg.): Die Generation der Kriegskinder. Historische Hintergründe und Deutungen. Psychosozial-Verlag, Gießen, 2009.

Seidler, Christoph, Froese, J. Michael: Traumatisierungen in (Ost-)Deutschland. Psychosozial-Verlag, Gießen, 2006.

Sennett, Richard: Der flexible Mensch. Die Kultur des neuen Kapitalismus. bvt, Berliner Taschenbuch Verlag, Berlin, 2006.

Shorter, Edward: Von der Seele in den Körper. Die kulturellen Ursprünge psychosomatischer Ursprünge. Rowohlt Verlag, Reinbek bei Hamburg, 1999.

Solomon, Andrew: Saturns Schatten. Die dunklen Welten der Depression. Fischer Taschenbuch Verlag, Frankfurt/Main, 2006.

Thiel, Ansgar, Mayer, Jochen, Digel, Helmut: Gesundheit im Spitzensport. Eine sozialwissenschaftliche Analyse. Hofmann-Verlag, Schorndorf, 2010.

Van Reijen, Willem (Hrsg.): Allegorie und Melancholie. Suhrkamp Verlag, Frankfurt/Main, 1992.

Virilio, Paul: Die Eroberung des Körpers. Vom Übermenschen zum überreizten Menschen. Carl Hanser Verlag, München, Wien, 1994.

Wurmser, Léon: Die zerbrochene Wirklichkeit. Psychoanalyse als das Studium von Konflikt und Komplementarität. Die Suche nach dem Absoluten und das Finden des Maßes, Band 1. Vandenhoeck & Ruprecht Verlag, Göttingen, 2001.

Wurmser, Léon: Flucht vor dem Gewissen. Analyse von Über-Ich und Abwehr bei schweren Neurosen. Vandenhoeck & Ruprecht Verlag, Göttingen, 2000.

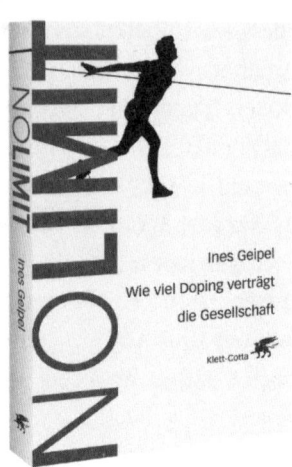
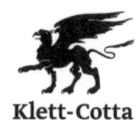